外经微言

〔清〕陈士铎◎著

王慧如◎点校

天津出版传媒集团

天津科学技术出版社

图书在版编目（CIP）数据

外经微言 / （清）陈士铎著 ； 王慧如点校． -- 天津：
天津科学技术出版社，2023.5

ISBN 978－7－5742－1165－0

Ⅰ．①外… Ⅱ．①陈… ②王… Ⅲ．①医经－中国－
清代 Ⅳ．①R 22

中国国家版本馆CIP数据核字（2023）第084643号

外经微言

WAIJING WEIYAN

策划编辑：王　冬

责任编辑：梁　旭

责任印制：兰　毅

出　　版：天津出版传媒集团
天津科学技术出版社

地　　址：天津市西康路35号

邮　　编：300051

电　　话：（022）23332392（发行科）23332377（编辑部）

网　　址：www.tjkjcbs.com.cn

发　　行：新华书店经销

印　　刷：河北环京美印刷有限公司

开本 710×1000　1/16　印张 6.75　字数 95 000

2023 年 5 月第 1 版第 1 次印刷

定　　价：39.00 元

◇ 目 录 ◇

外经微言一卷

岐伯天师传

山阴陈士铎号远公又号朱华子述

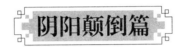

阴阳颠倒篇

　　黄帝闻广成子窈窈冥冥之旨，叹广成子之谓天矣。退而夜思，尚有未获，遣鬼臾区问于岐伯天师曰：帝问至道于广成子，广成子曰：至道之精，窈窈冥冥，至道之极，昏昏默默。无视无听，抱神以静，形将自正，必静必清，无劳汝形，无摇汝精，无思虑营营，乃可以长生。目无所见，耳无所闻，心无所知，汝神将守汝形，形乃长生。慎汝内，闭汝外，多知为败。我为汝遂于大明之上矣，至彼至阳之原也；为汝入于窈冥之门矣，至彼至阴之原也。天地有官，阴阳有藏，慎守汝身，物将自壮，我守其一，以处其和，故身可以不老也。天师必知厥义，幸明晰之。岐伯稽首奏曰：大哉言乎！非吾圣帝，安克闻至道哉。帝明知故问，岂欲传旨于万祀乎。何心之仁也。臣愚，何足知之。然仁圣明问，敢备述以闻。窈冥者，阴阳之谓也。昏默者，内外之词也。视听者，耳目之语也。至道无形而有形，有形而实无形，无形藏于有形之中，有形化于无形之内，始能形与神全，精与神合乎。鬼臾区曰：诺。虽然，师言微矣，未及其妙也。岐伯曰：乾坤之道，不外男女，男女之道，不外阴阳，阴阳之道，不外顺逆，顺则生，逆则死也。阴阳之原，即颠倒之术也。世人皆顺生，不知顺之有死；皆逆死，不知逆之有生，故未老先衰矣。广成子之教，示帝行颠倒之术也。鬼臾区赞曰：何言之神乎！虽然，请示其原。岐伯曰：颠倒之术，即探阴阳之原乎。窈冥之中有神也，昏默之中有神也，视听之中有神也。探其原而守神，精不摇矣。探其原而保精，神不驰矣。精固神全，形安能敝乎。鬼臾区复奏帝前，帝曰：俞哉，载之《外经》，传示臣工，使共闻至道，同游于无极之野也。

陈士铎曰：此篇帝问而天师答之，乃首篇之论也。问不止黄帝而答止天师者，帝引天师之论也。帝非不知阴阳颠倒之术，明知故亦欲尽人皆知广成子之教也。

顺逆探原篇

伯高太师问于岐伯曰：天师言颠倒之术，即探阴阳之原也。其旨奈何？岐伯不答。再问曰：唯唯。三问岐伯，叹曰：吾不敢隐矣。夫阴阳之原者，即生克之道也；颠倒之术者，即顺逆之理也。知颠倒之术，即可知阴阳之原矣。伯高曰：阴阳不同也。天之阴阳，地之阴阳，人身之阴阳，男女之阴阳，何以探之哉？岐伯曰：知其原亦何异哉。伯高曰：请显言其原。岐伯曰：五行顺生不生，逆死不死。生而不生者，金生水而克水，水生木而克木，木生火而克火，火生土而克土，土生金而克金，此害生于恩也。死而不死者，金克木而生木，木克土而生土，土克水而生水，水克火而生火，火克金而生金，此仁生于义也。夫五行之顺，相生而相克；五行之逆，不克而不生。逆之至者，顺之至也。伯高曰：美哉言乎！然何以逆而顺之也？岐伯曰：五行之顺，得土而化，五行之逆，得土而神。土以合之，土以成之也。伯高曰：余知之矣。阴中有阳，杀之内以求生乎。阳中有阴，生之内以出死乎。余与帝同游于无极之野也。岐伯曰：逆而顺之，必先顺而逆之。绝欲而毋为邪所侵也，守神而毋为境所移也，练气而毋为物所诱也，保精而毋为妖所耗也。服药饵以生其津，慎吐纳以添其液，慎劳逸以安其髓，节饮食以益其气，其庶几乎？伯高曰：天师教我以原者全矣。岐伯曰：未也。心死则身生，死心之道，即逆之之功也。心过死则身亦不生，生心之道，又顺之之功也。顺而不顺，始成逆而不逆乎。伯高曰：誌之矣！敢忘秘诲哉。

陈士铎曰：伯高之问，亦有为之问也。顺中求逆，逆处求顺，亦死克之门也。今奈何求生于顺乎。于顺处求生，不若于逆处求生之为得也。

回天生育篇

雷公问曰：人生子嗣，天命也，岂尽非人事乎？岐伯曰：天命居半，人事居半也。雷公曰：天可回乎？岐伯曰：天不可回，人事则可尽也。雷公曰：请言人事。岐伯曰：男子不能生子者，病有九，女子不能生子者，病有十也。雷公曰：请晰言之。岐伯曰：男子九病者，精寒也，精薄也，气馁也，痰盛也，精涩也，相火过旺也，精不能射也，气郁也，天厌也。女子十病者，胞胎寒也，脾胃冷也，带脉急也，肝气郁也，痰气盛也，相火旺也，肾水衰也，任督病也，膀胱气化不行也，气血虚而不能摄也。雷公曰：然则治之奈何？岐伯曰：精寒者，温其火乎；精薄者，益其髓乎；气馁者，壮其气乎；痰盛者，消其涎乎；精涩者，顺其水乎；火旺者，补其精乎；精不能射者，助其气乎；气郁者，舒其气乎；天厌者，增其势乎；则男子无子而可以有子矣，不可徒益其相火也。胞胎冷者，温其胞胎乎；脾胃冷者，暖其脾胃乎；带脉急者，缓其带脉乎；肝气郁者，开其肝气乎；痰气盛者，消其痰气乎；相火旺者，平其相火乎；肾水衰者，滋其肾水乎；任督病者，理其任督乎；膀胱气化不行者，助其肾气以益膀胱乎；气血不能摄胎者，益其气血以摄胎乎，则女子无子而可以有子矣，不可徒治其胞胎也。雷公曰：天师之言，真回天之法也。然用天师法，男女仍不生子，奈何？岐伯曰：必夫妇德行交亏也。修德以宜男，岂虚语哉。

陈士铎曰：男无子有九，女无子有十，似乎女多于男也，谁知男女皆一乎。知不一而一者，大约健其脾胃为主，脾胃健而肾亦健矣，何必分男女哉。

天人寿夭篇

伯高太师问岐伯曰：余闻形有缓急，气有盛衰，骨有大小，肉有坚脆，皮有厚薄，可分寿夭，然乎？岐伯曰：人有形则有气，有气则有骨，有骨则有肉，有肉则有皮。形必与气相合也，皮必与肉相称也，气血经络必与形相配也。形充而皮肤缓者寿，形充而皮肤急者夭。形充而脉坚大者，气血之顺也，顺则寿。形充而脉小弱者，气血之衰也，衰则危。形充而颧不起者，肉胜于骨也，骨大则寿，骨小则夭。形充而大，肉䐃坚有分理者，皮胜于肉也，肉疏则夭，肉坚则寿。形充而大，肉无分埋者，皮仅包乎肉也，肉厚寿，肉脆夭。此天生人不可强也。故见则定人寿夭，即可测人生死矣。少师问曰：诚若师言，人之寿夭，天定之矣，无豫于人乎？岐伯曰：寿夭定于天，挽回天命者，人也。寿夭听于天，戕贼其形骸，泻泄其精髓，耗散其气血，不必至天数而先夭者，天不任咎也。少师曰：天可回乎？岐伯曰：天不可回，而天可节也。节天之有余，补人之不足，不亦善全其天命乎。伯高太师闻之曰：岐天师真善言天也。世人贼天之不足，乌能留人之有余哉。少师曰：伯高非知在人之夭者乎。在天之夭难回也，在人之夭易延也，吾亦修吾之天，以全天命乎。

陈远公曰：天之夭难延，人之夭易延，亦训世延人之夭也。伯高之论因天师之教而推广之，不可轻天师而重伯高也。

命根养生篇

伯高太师复问岐伯曰：养生之道，可得闻乎？岐伯曰：愚何足以知之。伯高再问。岐伯曰：人生天地之中，不能与天地并久者，不体天地之道也。天锡人以长生之命，地锡人以长生之根。天地锡人以命根者，父母予之也。合父母之精以生人之身，则精即人之命根也。魂魄藏于精之中，魂属阳，魄属阴。魂趋生，魄趋死。夫魂魄皆神也，凡人皆有。神内存则生，外游则死。魂最善游，由于心之不寂也。广成子谓抱神以静者，正抱心而同寂也。伯高曰：夫精者，非肾中之水乎？水性主动，心之不寂者，不由于肾之不静乎？岐伯曰：肾水之中有真火在焉，水欲下而火欲升，此精之所以不静也，精一动而心摇摇矣。然而制精之不动，仍在心之寂也。伯高曰：吾心寂矣。肾之精欲动，奈何？岐伯曰：水火原相须也，无火则水不安，无水则火亦不安。制心而精动者，由于肾水之涸也，补先天之水以济心，则精不动而心易寂矣。

陈远公曰：精出于水，亦出于水中之火也。精动由于火动，火不动则精安能摇乎？可见精动由于心动也。心动之极，则水火俱动矣，故安心为利精之法也。

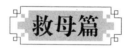

救母篇

容成问于岐伯曰：天癸之水，男女皆有之，何以妇人经水谓之天癸乎？岐伯曰：天癸水，壬癸之水也。壬水属阳，癸水属阴。二水者，先天之水也。男为阳，女为阴，故妇人经水以天癸名之，其实壬癸未尝不合也。容成曰：男子之精不以天癸名者，又何故欤？岐伯曰：精者，合水火名之，水中有火，始成其精。呼精而壬癸之义已包于内，故不以天癸名之。容成曰：精与经同一水也，何必两名之？岐伯曰：同中有异也。男之精守而不溢，女之经满而必泄也。癸水者，海水也，上应月，下应潮。月有盈亏，潮有往来，女子之经水应之，故潮汐月有信，经水亦月有期也。以天癸名之，别其水为癸水，随天运为转移耳。容成曰：其色赤者何也？岐伯曰：男之精，阳中之阴也，其色白。女之经，阴中之阳也，其色赤。况流于任脉，通于血海，血与经合而成浊流矣。容成曰：男之精亏而不溢者又何也？岐伯曰：女子阴有余，阳不足，故满而必泄。男子阳有余，阴不足，故守而不溢也。容成曰：味咸者何也？岐伯曰：壬癸之水，海水也，海水味咸，故天癸之味应之。容成曰：女子二七经行，稚女不行经何也？岐伯曰：女未二七，则任冲未盛，阴气未动，女犹纯阳也，故不行经耳。容成曰：女过二七，不行经而怀孕者又何也？岐伯曰：女之变者也，名为暗经，非无经也。无不足，无有余，乃女中最贵者。终身不字，行调息之功，必长生也。容成问曰：妇女经水上应月，下应潮，宜月无愆期矣，何以有至有不至乎？岐伯曰：人事之乖违也。天癸之水，生于先天，亦长于后天也。妇女纵欲伤任督之脉，则经水不应月矣。怀抱忧郁以伤肝胆，则经水闭而不流矣。容成曰：其故何也？岐伯曰：人非水火不生，火乃肾中之真火，水乃肾中之真水也。水火盛则经盛，水火衰则经衰。任督脉通于肾，伤任督未有不伤肾者。交接时纵欲泄精，精伤，任督之脉亦伤矣。

任督脉伤，不能行其气于腰脐，则带脉亦伤，经水有至有不至矣。夫经水者，火中之水也。水衰不能制火，则火炎水降，经水必先期至矣。火衰不能生水，则水寒火冷，经水必后期至矣。经水之愆期，因水火之盛衰也。容成曰：肝胆伤而经闭者，谓何？岐伯曰：肝藏血者也。然又最喜疏泄，胆与肝为表里也。胆木气郁，肝木之气亦郁矣。木郁不达，任冲血海皆抑塞不通，久则血枯矣。容成曰：木郁何以使水之闭也？岐伯曰：心肾无晷不交者也。心肾之交接，责在胞胎，亦责在肝胆也。肝胆气郁，胞胎上交肝胆，不上交于心，则肾之气亦不交于心矣。心肾之气不交，各脏腑之气抑塞不通，肝克脾，胆克胃，脾胃受克，失其生化之司，何能资于心肾乎？水火未济，肝胆之气愈郁矣。肝胆久郁，反现假旺之象，外若盛，内实虚。肾因子虚，转去相济涸水，而郁火焚之，木安有余波以下泻乎？此木郁所以水闭也。鬼臾区问曰：气郁则血闭，血即经乎？岐伯曰：经水非血也。鬼臾区曰：经水非血，何以血闭而经即断乎？岐伯曰：经水者，天一之水也，出于肾经，故以经水名之。鬼臾区曰：水出于肾，色宜白矣，何赤乎？岐伯曰：经水者，至阴之精，有至阳之气存焉，故色赤耳，非色赤即血也。鬼臾区曰：人之肾有补无泻，安有余血乎？岐伯曰：经水者，肾气所化，非肾精所泻也。女子肾气有余，故变化无穷耳。鬼臾区曰：气能化血，各经之血不从之而泻乎？岐伯曰：肾化为经，经化为血，各经气血无不随之而各化矣。是以肾气通则血通，肾气闭则血闭也。鬼臾区曰：然则气闭宜责在肾矣，何以心肝脾之气郁而经亦闭也？岐伯曰：肾水之生，不由于三经，肾水之化，实关于三经也。鬼臾区曰：何也？岐伯曰：肾不通肝之气，则肾气不能开，肾不交心之气，则肾气不能上，肾不取脾之气，则肾气不能成，盖交相合而交相化也。苟一经气郁，气即不入于肾，而肾气即闭矣，况三经同郁，肾无所资，何能化气而成经乎。是以经闭者，乃肾气之郁，非止肝血之枯也。倘徒补其血，则郁不宣反生火矣，徒散其瘀，则气益微反耗精矣，非惟无益，而转害之也。鬼臾区曰：大哉言乎！请勒之金石，以救万世之母乎。

陈远公曰：一篇救母之文，真有益于母者也。讲天癸无余义，由于讲水火无余义也。水火之不通，半成于人气之郁，解郁之法，在于通肝胆也，肝胆通则血何闭哉，正不必又去益肾也。谁知肝胆不郁而肾受益乎，郁之害亦大矣。

红铅损益篇

容成问曰：方士采红铅接命，可为训乎？岐天师曰：慎欲者，采之服食延寿，纵欲者，采之服食丧躯。容成曰：人能慎欲，命自可延，何藉红铅乎？岐伯曰：红铅，延景丹也。容成曰：红铅者，天癸水也。虽包阴阳之水火，溢满于外，则水火之气尽消矣，何以接命乎？岐伯曰：公之言论天癸则可，非论首经之红铅也。经水甫出户辄色变，独首经之色不遽变者，全其阴阳之气也。男子阳在外，阴在内；女子阴在外，阳在内。首经者，坎中阳也。以坎中之阳补离中之阴，益乎？不益乎？独补男有益，补女有损。补男者，阳以济阴也；补女者，阳以亢阳也。容成曰：善。

陈远公曰：红铅何益于人，讲无益而成有益者，辨其既济之理也，谁谓方士非恃之以接命哉。

初生微论篇

容成问曰：人之初生，目不能睹，口不能餐，足不能履，舌不能语，三月而后见，八月而后食，期岁而后行，三年而后言，其故何也？岐伯曰：人之初生，两肾水火未旺也。三月而火乃盛，故两目有光也。八月而水乃充，故两龈有力也。期岁则髓旺而腘生矣。三年则精长而囟合矣。男十六天癸通，女十四天癸化。容成曰：男以八为数，女以七为数，予知之矣。天师于二八、二七之前，《内经》何未言也？岐伯曰：《内经》首论天癸者，叹天癸难生易丧也。男必至十六而天癸满，年未十六皆未满之日也。女必至十四而天癸盈，年未十四皆未满之日也。既满既盈，又随年俱耗，示人宜守此天癸也。容成曰：男八八之后犹存，女七七之后仍在，似乎天癸之未尽也，天师何以七七八八之后不再言之欤？岐伯曰：予论常数耳。常之数可定，变之数不可定也，予所以论常不论变耳。

陈远公曰：人生以天癸为主，有则生，无则死也。常变之说，惜此天癸也。二七、二八之论，亦可言而言之，非不可言而不言也。

骨阴篇

鸟师问于岐伯曰：婴儿初生，无膝盖骨何也？岐伯曰：婴儿初生，不止无膝盖骨也，囟骨、耳后完骨皆无之。鸟师曰：何故也？岐伯曰：阴气不足也。阴气者，真阴之气也。婴儿纯阳无阴，食母乳而阴乃生，阴生而囟骨、耳后完骨、膝盖骨生矣。生则儿寿，不生则夭。鸟师曰：其不生何也？岐伯曰：三骨属阴，得阴则生，然亦必阳旺而长也。婴儿阳气不足，食母乳而三骨不生，其先天之阳气亏也。阳气先漓，先天已居于缺陷，食母之乳，补后天而无余，此三骨之所以不生也。三骨不生，又焉能延龄乎。鸟师曰：三骨缺一，亦能生乎？岐伯曰：缺一则不全乎其人矣。鸟师曰：请悉言之。岐伯曰：囟门不合则脑髓空也，完骨不长则肾宫虚也，膝盖不生则双足软也。脑髓空则风易入矣，肾宫虚则听失聪矣，双足软则颠仆多矣。鸟师曰：吾见三骨不全，亦有延龄者，又何故欤？岐伯曰：三者之中，惟耳无完骨者亦有延龄，然而疾病不能无也。若囟门不合，膝盖不生，吾未见有生者，盖孤阳无阴也。

陈远公曰：孤阳无阴，人则不生，则阴为阳之天也。无阴者，无阳也。阳生于阴之中，阴长于阳之外，有三骨者，得阴阳之全也。

外经微言二卷

媾精受妊篇

雷公问曰：男女媾精而受妊者，何也？岐伯曰：肾为作强之官，故受妊而生人也。雷公曰：作强而何以生人也。岐伯曰：生人者，即肾之技巧也。雷公曰：技巧属肾之水乎？火乎？岐伯曰：水火无技巧也。雷公曰：离水火又何以出技巧乎？岐伯曰：技巧成于水火之气也。雷公曰：同是水火之气，何生人有男女之别乎？岐伯曰：水火气弱则生女，水火气强则生男。雷公曰：古云女先泄精则成男，男先泄精则成女，今曰水火气弱则生女，水火气强则生男，何也？岐伯曰：男女俱有水火之气也，气同至则技巧出焉，一有先后，不成胎矣。男泄精，女泄气，女子泄精则气脱矣，男子泄气则精脱矣，乌能成胎？雷公曰：女子不泄精，男不泄气，何以受妊乎？岐伯曰：女气中有精，男精中有气，女泄气而交男子之精，男泄精而合女子之气，此技巧之所以出也。雷公曰：所生男女，有强有弱，自分于父母之气矣，但有清浊寿夭之异何也？岐伯曰：气清则清，气浊则浊，气长则寿，气促则夭，皆本于父母之气也。雷公曰：生育本于肾中之气，余已知之矣，但此气也，豫于五脏七腑之气乎？岐伯曰：五脏七腑之气，一经不至，皆不成胎。雷公曰：媾精者，动肾中之气也，与五脏七腑何豫乎？岐伯曰：肾藏精，亦藏气。藏精者，藏五脏七腑之精也。藏气者，藏五脏七腑之气也。藏则俱藏，泄则俱泄。雷公曰：

泄气者，亦泄血乎？岐伯曰：精即血也。气无形，血有形，无形化有形，有形不能化无形也。雷公曰：精非有形乎？岐伯曰：精虽有形，而精中之气正无形也，无形隐于有形，故能静能动，动则化且，化则技巧出矣。雷公曰：微哉言乎！请传之奕祀，以彰化育焉。

陈士铎曰：男女不媾精，断不成胎。胎成于水火之气，此气即男女之气也。气藏于精中，精虽有形而实无形也。形非气乎，故成胎即成气之谓。

社生篇

少师问曰：人生而白头何也？岐伯曰：社日生人，皮毛皆白，非止鬓发之白也。少师曰：何故乎？岐伯曰：社日者，金日也。皮毛须鬓皆白者，得金之气也。少师曰：社日非金也，天师谓之金日，此余之未明也。岐伯曰：社本土也，气属金。社日生人，犯金之气，金气者，杀气也。少师曰：人犯杀气，宜夭矣，何又长年乎？岐伯曰：金中有土，土乃生气也。人肺属金，皮毛亦属金，金之杀气得土则生，逢金则斗，社之金气伐人皮毛，不入人脏腑，故得长年耳。少师曰：社日生人，皮毛鬓发不尽白者，又何故欤？岐伯曰：生时不同也。少师曰：何时乎？岐伯曰：非巳午时，必辰戌丑未时也。少师曰：巳午火也，火能制金之气宜矣。辰戌丑未土也，不助金之气乎？岐伯曰：社本土也，喜生恶泄，得土则生，生则不克矣。少师曰：同是日也，何社日之凶如是乎？岐伯曰：岁月日时俱有神司之，社日之神与人最亲，其性最喜洁也，生产则秽矣，两气相感，儿身受之，非其煞之暴也。少师曰：人生有记赤如朱，青如靛，黑如锅，白如雪，终身不散，何也？岂亦社日之故乎？岐伯曰：父母交媾，偶犯游神，为神所指，誌父母之过也。少师曰：色不同者何歟？岐伯曰：随神之气异也。少师曰：记无黄色者，何也？岐伯曰：黄乃正色，人犯正神，不相校也，故亦不相指，不相指，故罔所记耳。

陈远公曰：社日生人，说来有源有委，非孟浪成文者可比。

天厌火衰篇

容成问曰：世有天生男子音声如女子，外势如婴儿，此何故歟？岐伯曰：天厌之也。容成曰：天何以厌之乎？岐伯曰：天地有缺陷，安得人尽皆全乎。容成曰：天未尝厌人，奈何以天厌名之？岐伯曰：天不厌而人必厌也。天人一道，人厌即天厌矣。容成曰：人何不幸成天厌也？岐伯曰：父母之咎也。人道交感，先火动而后水济之。火盛者，生子必强，火衰者，生子必弱；水盛者，生子必肥，水衰者，生子必瘦。天厌之人，乃先天之火微也。容成曰：水火衰盛，分强弱肥瘦宜也，不宜外阳之细小。岐伯曰：肾中之火，先天之火，无形之火也；肾中之水，先天之水，无形之水也。火得水而生，水得火而长，言肾内之阴阳也。水长火则水为火之母，火生水则火为水之母也。人得水火之气以生身，则水火即人之父母也。天下有形不能生无形也，无形实生有形。外阳之生，实内阳之长也，内阳旺而外阳必伸。内阳旺者，得火气之全也。内阳衰矣，外阳亦何得壮大哉。容成曰：火即不全，何以生身乎？岐伯曰：孤阴不生，孤阳不长。天厌之人，但火不全耳，未尝无阴阳也。偏于火者，阳有余而阴不足；偏于水者，阴有余而阳不足也。阳既不足，即不能生厥阴之宗筋，此外阳之所以屈而不伸也，毋论刚大矣。容成曰：善。

陈远公曰：外阳之大小，视水火之偏全，不视阴阳之有无耳。说来可听。

经脉相行篇

雷公问曰：帝问脉行之逆顺若何，余无以奏也，愿天师明教以闻。岐伯曰：十二经脉，有自上行下者，有自下行上者，各不同也。雷公曰：请悉言之。岐伯曰：手之三阴从脏走手，手之三阳从手走头，足之三阳从头走足，足之三阴从足走腹，此上下相行之数也。雷公曰：尚未明也。岐伯曰：手之三阴，太阴肺、少阴心、厥阴包络也。手太阴从中府走大指之少商，手少阴从极泉走小指之少冲，手厥阴从天池走中指之中冲，皆从脏走手也。手之三阳，阳明大肠、太阳小肠、少阳三焦也。手阳明从次指商阳走头之迎香，手太阳从小指少泽走头之听宫，手少阳从四指关冲走头之丝竹空，皆从手走头也。足之三阳，太阳膀胱、阳明胃、少阳胆也。足太阳从头晴明走足小指之至阴，足阳明从头头维走足次指之厉兑，足少阳从头前关走四指之窍阴，皆从头走足也。足之三阴，太阴脾、少阴肾、厥阴肝也。足太阴从足大指内侧隐白走腹之大包，足少阴从足心涌泉走腹之俞府，足厥阴从足大指外侧大敦走腹之期门，皆从足走腹也。雷公曰：逆顺若何？岐伯曰：手之阴经，走手为顺，走脏为逆也；手之阳经，走头为顺，走手为逆也；足之阴经，走腹为顺，走足为逆也；足之阳经，走足为顺，走头为逆也。雷公曰：足之三阴，皆走于腹，独少阴之脉下行何也？岂少阴经易逆难顺乎？岐伯曰：不然。夫冲脉者，五脏六腑之海也，五脏六腑皆禀焉。其上者，出于颃颡，渗诸阳，灌诸精，下注少阴之大络，出于气冲，循阴阳内廉入腘中，伏行胻骨内，下至内踝之后，属而别，其下者，并由少阴经渗三阴。其在前者，伏行出跗属，下循跗，入大指间，渗诸络而温肌肉，故别络邪结则跗上脉不动，不动则厥，厥则足寒矣。此足少阴之脉少异于三阴而走腹则一也。雷公曰：其少异于三阴者为何？岐伯曰：少阴肾经，中藏水火，不可不曲折以行，其脉不若肝脾之可直行于腹也。雷公曰：其走腹则一者何？岐伯曰：肾之性喜逆行，故由下而上，盖以逆为顺也。雷公曰：逆行宜病矣。岐伯曰：逆而顺故不病。若顺走是违其性矣，反生病也。雷公曰：当尽奏之。岐伯曰：帝问何以明之。公奏曰以言导之，切而验之，其臊必动，乃可以验逆顺之行也。雷公曰：谨奉教以闻。

陈远公曰：十二经脉有走手走足走头走腹之异，各讲得凿凿，其讲顺逆不同处，何人敢措一辞。

经脉终始篇

雷公问于岐伯曰：十二经之脉既有终始，《灵》《素》详言之，而走头、走腹、走足、走手之义，尚未明也，愿毕其辞。

岐伯曰：手三阳从手走头，足三阳从头走足，乃高之接下也。足三阴从足走腹，手三阴从腹走手，乃卑之趋上也。阴阳无间，故上下相迎，高卑相迓，与昼夜循环同流而不定耳。夫阴阳者，人身之夫妇也，气血者，人身之阴阳也。夫倡则妇随，气行则血赴。气主煦之，血主濡之。乾作天门，大肠司其事也；巽作地户，胆持其权也；泰居艮，小肠之昌也；否居坤，胃之殃也。雷公曰：善。请言顺逆之别？岐伯曰：足三阴自足走腹，顺也；自腹走足，逆也。足三阳自头走足，顺也；自足走头，逆也。手三阴自藏走手，顺也；自手走藏，逆也。手三阳自手走头，顺也；自头走手，逆也。夫足之三阴，从足走腹，惟足少阴肾脉绕而下行，与肝脾直行者，以冲脉与之并行也，是以逆为顺也。

陈远公曰：十二经有头腹手足之殊，有顺中之逆，有逆中之顺，说得更为明白。

经气本标篇

雷公问于岐伯曰：十二经气有标本乎？岐伯曰：有之。雷公曰：请言标本之所在？岐伯曰：足太阳之本，在跟以上五寸中，标在两络命门；足少阳之本，在窍阴之间，标在窗笼之前；足少阴之本，在内踝下三寸中，标在背腧；足厥阴之本，在行间上五寸所，标在背腧；足阳明之本，在厉兑，标在人迎颊挟颃颡；足太阴之本，在中封前上四寸中，标在舌本；手太阳之本，在外踝之后，标在命门之上一寸；手少阳之本，在小指次指之间上二寸，标在耳后上角下外眦；手阳明之本，在肘骨中上至别阳，标在颜下合钳上；手太阴之本，在寸口中，标在腋内动脉；手少阴之本，在锐骨之端，标在背腧；手心主之本，在掌后两筋之间二寸中，标在腋下三寸，此标本之所在也。雷公曰：标本皆可刺乎？岐伯曰：气之标本皆不可刺也。雷公曰：其不可刺何也？岐伯曰：气各有冲，冲不可刺也。雷公曰：请言气冲。岐伯曰：胸气有冲，腹气有冲，头气有冲，胫气有冲，皆不可刺也。雷公曰：头之冲何所乎？岐伯曰：头之冲脑也。雷公曰：胸之冲何所乎？岐伯曰：胸之冲膺与背腧也，腧亦不可刺也。雷公曰：腹之冲何所乎？岐伯曰：腹之冲，背腧与冲脉及左右之动脉也。雷公曰：胫之冲何所乎？岐伯曰：胫之冲即脐之气街及承山踝上以下，此皆不可刺也。雷公曰：不可刺止此乎？岐伯曰：大气之抟而不行者，积于胸中，藏于气海，出于肺，循咽喉，呼吸而出入也。是气海犹气街也，应天地之大数，出三入一，皆不可刺也。

陈远公曰：十二经气各有标本，各不可刺。不可刺者，以冲脉之不可刺也。不知冲脉，即不知刺法也。

脏腑阐微篇

雷公问于岐伯曰：脏止五乎？腑止六乎？岐伯曰：脏六腑七也。雷公曰：脏六何以名五也？岐伯曰：心肝脾肺肾，五行之正也，故名五脏。胞胎非五行之正也，虽脏不以脏名之。雷公曰：胞胎何以非五脏之正也？岐伯曰：心，火也；肝，木也；脾，土也；肺，金也；肾，水也。一脏各属一行，胞胎处水水之歧，非正也，故不可称六脏也。雷公曰：肾中有火，亦水火之歧也，何肾称脏乎？岐伯曰：

肾中之火，先天火也，居两肾中而肾专司水也。胞胎上系心，下连肾，往来心肾接续于水火之际，可名为火，亦可名为水，非水火之正也。雷公曰：然则胞胎何以为脏乎？岐伯曰：胞胎处水火之两歧，心肾之交，非胞胎之系不能通达上下，宁独妇人有之，男子未尝无也。吾因其两歧，置于五脏之外，非胞胎之不为脏也。雷公曰：男女各有之，亦有异乎？岐伯曰：系同而口异也。男女无此系，则水火不交，受病同也。女系无口则不能受妊，是胞胎者，生生之机，属阴而藏于阳，非脏而何。雷公曰：胞胎之口，又何以异？岐伯曰：胞胎之系，上出于心之膜膈，下连两肾，此男女之同也。惟女下大而上细，上无口而下有口，故能纳精以受妊。雷公曰：腑七而名六何也？岐伯曰：大小肠膀胱胆胃三焦包络，此七腑也，遗包络不称腑者，尊帝耳。雷公曰：包络可遗乎？岐伯曰：不可遗也。包络为脾胃之母，土非火不生，五脏六腑之气，咸仰于心君，心火无为，必藉包络有为，往来宣布，胃气能入，脾气能出，各脏腑之气始能变化也。雷公曰：包络既为一腑，奈何尊帝遗之？尊心为君火，称包络为相火，可乎？请登之外经，咸以为则。

　　陈远公曰：脏六而言五者，言脏之正也；腑七而言六者，言腑之偏也。举五而略六，非不知胞胎也；举六而略七，非不知包络也。有雷公之问，而胞胎、包络昭于古今矣。

考订经脉篇

　　雷公问于岐伯曰：十二经脉，天师详之，而所以往来相通之故，尚未尽也。幸宣明奥义，传诸奕祀可乎？岐伯曰：可。肺属手太阴，太阴者，月之象也。月属金，肺亦属金，肺之脉走于手，故曰手太阴也。起于中焦胃脘之上，胃属土，土能生金，是胃乃肺之母也。下络大肠者，以大肠亦属金，为胃之庶子，而肺为大肠之兄，兄能包弟，足以网罗之也，络即网罗包举之义。循于胃口者，以胃为肺之母，自必游熙于母家，省受胃土之气也。肺脉又上于膈，胃之气多，必分气以给其子，肺得胃母之气，上归肺宫，必由膈而升，肺受胃之气，肺自成家，于是由中焦而脉乃行，横出腋下，畏心而不敢犯也。然而肺之系实通于心，以心为肺之君，而肺乃臣也，臣必朝于君，此述职之路也。下循臑内，行少阴心主之前者，又谒相之门也。心主即心包络，为心君之相，包络代君以行事，心克肺金，必借心主之气以相刑，呼吸相通，全在此系之相联也。肺禀天王之尊，必奉宰辅之令，所以行于少阴心主之前，而不敢缓也。自此而下于肘中，乃走于臂，由臂而走于寸口鱼际，皆肺脉相通之道。循鱼际出大指之端，为肺脉之尽。经脉尽，复行，从腕后直出次指内廉，乃旁出之脉也。

雷公曰：脾经若何？岐伯曰：脾乃土脏，其性湿，以足太阴名之。太阴之月，夜照于土，月乃阴，象脾属土，得月之阴气，故以太阴名之。其脉起于足之大指端，故又曰足太阴也。脾脉即起于足下，下必升上，由足大指内侧肉际，过横骨后，上内踝前廉，上端内，循胫骨后，交出厥阴之前，乃入肝经之路也。夫肝木克脾，宜为脾之所畏，何故脉反通于肝。不知肝虽克土，而木亦能成土，土无木气之通，则土少发生之气，所以畏肝而又未尝不喜肝也。交出足厥阴之前，图合于肝木耳。上膝股内前廉，入腹者，归于脾经之本脏也。盖腹，脾之正宫。脾属土，居于中州，中州为天下之腹，脾乃人一身之腹也。脾与胃为表里，脾内而胃外，脾为胃所包，故络于胃。脾得胃气，则脾之气始能上升，故脉亦随之上鬲，趋喉咙而至舌本，以舌本为心之苗，而脾为心之子，子母之气自相通而不隔也。然而舌为心之外窍，非心之内廷也。脾之脉虽至于舌，而终未至于心，故其支又行，借胃之气，从胃中中脘之外上鬲，而脉通于膻中之分，上交于手少阴心经，子亲母之象也。

雷公曰：心经若何？岐伯曰：心为火脏，以手少阴名之者，盖心火乃后天也。后天者，有形之火也。星应荧惑，虽属火而实属阴，且脉走于手，故以手少阴名之。他脏腑之脉皆起于手足，心脉独起于心，不与众脉同者，以心为君主，总揽权纲，不寄其任于四末也。心之系五脏七腑，无不相通，尤通者，小肠也。小肠为心之表，而心实络于小肠，下通任脉，故任脉即借小肠之气以上通于心，为朝君之象也。心之系又上与肺相通，挟咽喉而入于目，以发其文明之彩也。复从心系上肺，下出腋下，循臑内后廉，行手厥阴经心主之后，下肘，循臂至小指之内，出其端，此心脉系之直行也。又由肺曲折而后，并脊直下，与肾相贯串，当命门之中，此心肾既济之路也。夫心为火脏，惧畏水克，何故系通于肾，使肾有路以相犯乎？不知心火与命门之火，原不可一日不相通也。心得命门之火则心火有根，心非肾水之滋则心火不旺，盖心火必得肾中水火以相养，是以克为生也。即有肾火肾水之相生，而后心之系各通脏腑，无扞格之忧矣。由是而左通于肝，肝本属木，为生心之母也。心火虽生于命门先天之火，而非后天肝木培之，则先天之火气亦不旺。故心之系通于肝者，亦欲得肝木相生之气也。肝气既通，而胆在肝之旁，通肝即通于胆，又势之甚便者。况胆又为心之父，同本之亲，尤无阻隔也。由是而通于脾，脾乃心之子也。虽脾土不藉心火之生，然胃为心之爱子，胃土非心火不生。心既生胃，生胃必生脾，此脾胃之系所以相接而无间也。由是而通于肺，火性炎上，而肺叶当之，得毋有伤。然而顽金非火不柔，克中亦有生之象。倘肺金无火，则金寒水冷，胃与膀胱之化源绝矣，何以温肾而传化于大肠乎。由是而通于心主，心主即膻中包络也，为心君之相臣，奉心君以司化。其出入之经，较五脏六腑更近，真有心喜亦喜，心忧亦忧之象，呼吸相通，代君司化以使令夫三焦，俾上中下之气，无不毕达，实心之系通之也。

雷公曰：肾经若何？岐伯曰：肾属水，少阴正水之象。海水者，少阴水也，随月为盈虚而肾应之。名之为足少阴者，脉起于足少阴之下也，由足心而上循内踝之后，别入跟中，上腨出腘，上股，贯脊，乃河车之路，即任督之路也。然俱属于肾，有肾水而河车之路通，无肾水而河车之路塞，有肾水而督脉之路行，无肾水而督脉之路断。是二经之相通相行，全责于肾。故河车之路、督脉之路，即肾经之路也。由是而行于肝，母入于子舍之义也。由是而行于脾，水行于地中之义也。过肝脾二经而络于膀胱者，以肾为膀胱之里，而膀胱为肾之表，膀胱得肾气而始化，正同此路之相通，气得以往来之耳。其络于膀胱也，贯脊会督而还出于脐之前，通任脉，始得达于膀胱，虽气化可至，实有经可通而通之也。其直行者，又由肝以入肺，子归母之家也。由肺而上循喉咙，挟舌本而终，是欲朝君先通于喉舌也。夫肾与心虽若相克而实相生，故其系别出而绕于心，又未敢遽朝于心君，注胸之膻中包络，而后肾经之精上奉，化为心之液矣。此君王下取于民之义，亦草野上贡于国之谊也。各脏止有一而肾有二者，两仪之象也。两仪者，日月也。月主阴，日主阳。似肾乃水脏，宜应月不宜应日。然而月之中未尝无阳之气，日之中未尝无阴之气，肾配日月，正以其中之有阴阳也。阴藏于阳之中，阳隐于阴之内，叠相为用，不啻日月之照临也。盖五脏七腑各有水火，独肾脏之水火处于无形，乃先天之水火，非若各脏腑之水火，俱属后天也。夫同是水火，肾独属之先天，实有主以存乎两肾之间也。主者，命门也。命门为小心，若太极之象，能生先天之水火，因以生后天之水火也。于是裁成夫五脏七腑，各安于诸宫，享其奠定之福，化生于无穷耳。

雷公曰：肝经若何？岐伯曰：肝属足厥阴，厥阴者，逆阴也。上应雷火，脉起足大指丛毛之际，故以足厥阴名之。雷火皆从地起，腾于天之上，其性急不可制抑。肝之性亦急，乃阴经中之最逆者，少拂其意，辄厥逆而不可止。循跗上，上踝，交出太阴脾土之后，上腘内廉，循腹入阴毛中，过阴器，以抵于小腹，虽趋肝之路，亦趋脾之路也。即趋于脾，必趋于胃矣。肝之系既通于脾胃，凡有所逆，必先犯于脾胃矣，亦其途路之熟也。虽然肝之系通于脾胃，而肝之气必归于本宫，故其系又走于肝叶之中。肝叶之旁有胆附焉，胆为肝之兄，肝为胆之弟，胆不络肝，而肝反络胆者，弟强于兄之义也。上贯膈者，趋心之路也。肝性急，宜直走于心之宫矣，乃不直走于心，反走膜鬲，布于胁肋之间者，母慈之义也。慈母怜子，必为子多方曲折以厚其藏，胁肋正心宫之仓库也。然而其性正急，不能久安于胁肋之间，循喉咙之后，上入颃颡，连于目系，上出额间而会督脉于巅项，乃木火升上之路也。其支者，从目系下颊，环唇，欲随口舌之窍以泄肝木之郁火也。其支者，又从肝别贯膈，上注肺中，畏肺金之克木，通此经为侦探之途也。

雷公曰：五脏已知其旨矣，请详言七腑。岐伯曰：胃经亦称阳明者，以其脉接大肠手阳明之脉，由鼻额而下走于足也。然而胃经属阳明者，又非同大肠之谓。胃乃多气多血之腑，实有日月并明之象，乃纯阳之腑，主受而又主化也。阳主上升，由额而游行于齿口唇吻，循颐颊耳前而会于额颅，以显其阳之无不到也。其支别者，从颐后下人迎，循喉咙，入缺盆，行足少阴之外，下膈通肾与心胞之气。盖胃为肾之关，又为心包之用，得气于二经，胃始能蒸腐水谷以化精微也。胃既得二经之气，必归于胃中，故仍属胃也。胃之旁络于脾，胃为脾之夫，脾为胃之妇，脾听胃使，以行其运化者也。其直行者，从缺盆下乳内廉，挟脐而入气街。气街者，气冲之穴也，乃生气之源，探源而后气充于乳房，始能散布各经络也。其支者，起于胃口，循腹过足少阴肾经之外，本经之里，下至气街而合，仍是取气于肾，以助其生气之源也。由是而胃既得气之本，乃可下行以达于足，从气街而下髀关，抵伏兔，下膝膑，循胫下跗，入中指之内庭而终者，皆胃下达之路也。其支者，从膝之下廉三寸，别入中指之外间，复是旁行之路，正见其多气多血，无往不周也。其支者，别跗上，入大指间，出足厥阴，交于足太阴，避肝木之克，近脾土之气也。

雷公曰：请言三焦之经，岐伯曰：三焦属之手少阳者，以三焦无形，得胆木少阳之气以生其火，而脉起于手之小指次指之端，故以手少阳名之。循手腕出臂，贯肘，循臑之外行手太阳之里，手阳明之外，火气欲通于大小肠也，上肩，循臂臑交出足少阳之后，正倚附于胆木，以取其木中之火也。下缺盆，由足阳明之外而交会于膻中；之上焦，散布其气而络绕于心包络；之中焦，又下膈入络膀胱，以约下焦。若胃、若心包络、若膀胱，皆三焦之气往来于上中下之际，故不分属于三经，而仍专属于三焦也。然而，三焦之气虽往来于上中下之际，使无根以为主，则气亦时聚时散不可久矣。讵知三焦虽得胆木之气以生，而非命门之火则不长，三焦有命门以为根，而后布气于胃，则胃始有运用之机；布气于心包络，则心包络始有运行之权；布气于膀胱，则膀胱始有运化之柄也。其支者，从膻中而上出缺盆之外，上项，系耳后，直上出耳上角，至颐，无非随肾之火气而上行也。其支者，又从耳后入耳中，出耳前，过客主人之穴，交颊，至目锐眦，亦火性上炎，随心包之气上行，然目锐眦实系胆经之穴，仍欲依附木气以生火气耳。

雷公曰：请言心主之经。岐伯曰：心主之经，即包络之府也，又名膻中，属手厥阴者，以其代君出治，为心君之相臣，臣乃阴象，故属阴。然奉君令以出治，有不敢少安于顷刻，故其性又急，与肝木之性正相同，亦以厥阴名之，因其难顺而易逆也。夫心之脉出于心之本宫，心包络之脉，出于胸中包络，在心之外，正在胸之中，是脉出于胸中者，正其脉属于包络之本宫也。各脏腑脉出于外，心与包络脉出于中，是二经较各脏腑最尊也。夫肾系交于心包络，实与肾相接。盖心主之气与肾宫命门之气同气相合，故相亲而不相离也。由是下于膈，历络三焦，以三焦之腑气与命门心主之气彼此实未尝异，所以笼络而相合为一，有表里之名，实无表里也。其支者，循胸中出胁，抵腋，循臑内行于太阴肺脾、少阴心肾之中，取肺肾之气以生心液也。入脉，下臂，入掌内，又循中指以出其端。其支者，又由掌中循无名指以出其端，与少阳三焦之脉相交会，正显其同气相亲，表里如一也。夫心主与三焦两经也，必统言其相合者，盖三焦无形，借心主之气相通于上中下之间，故离心主无以见三焦之用，所以必合而言之也。

雷公曰：请言胆经。岐伯曰：胆经属足少阳者，以胆之脉得春木初阳之气，而又下趋于足，故以足少阳名之。然胆之脉虽趋于足，而实起目之锐眦，接手少阳三焦之经也。由目锐眦上抵头角，下耳，循颈行手少阳之脉前，至肩上，交出手少阳之后，以入缺盆之外，无非助三焦之火气也。其支者，从耳后入耳中，出走耳前，至目锐眦之后，虽旁出其支，实亦仍顾三焦之脉也。其支者，别自目外而下大迎，合手少阳三焦，抵于頔下，下颈后，合缺盆以下胸中，贯膜膈心包络，以络于肝。盖心包络乃胆之子，而肝乃胆之弟，故相亲而相近也。第胆虽肝之兄，而附于肝，实为肝之表而属于胆，肝胆兄弟之分，即表里之别也。胆分肝之气，则胆之汁始旺，胆之气始张，而后可以分气于两胁，出气街，绕毛际而横入髀厌之中也。其直者，从缺盆下腋，循胸过季胁，与前之入髀厌者相合，乃下循髀外，行太阳阳明之间，欲窃水土之气以自养也。出膝外廉，下辅骨，以直抵绝骨之端，下出外踝，循跗上，入小指次指之间，乃其直行之路也。其支者，又别跗上，入大指歧骨内，出其端，还贯入爪甲，出三毛，以交于足厥阴之脉，亲肝木之气以自旺，盖阳得阴而生也。

雷公曰：请言膀胱之经。岐伯曰：膀胱之经属足太阳者，盖太阳为巨阳，上应于日，膀胱得日之火气，下走于足，犹太阳火光普照于地也。其脉起目内眦，交手太阳小肠之经，受其火气也。上额交巅，至耳上角，皆火性之炎上也。其直行者，从巅入络脑，还出别下项，循肩膊内，挟脊两旁，下行抵于腰，入循膂，络肾。盖膀胱为肾之表，故系连于肾，通肾中命门之气，取其气以归膀胱之中，始能气化而出小便也，虽气出于肾经，而其系腰不可不属之膀胱也。其支者，从腰中下挟脊以贯臀，入腘中而止，亦借肾气下达之也。其支者，从膊内别行，下贯脾膂，下历尻臀，化小便，通阴之器而下出也。过髀枢，循髀外，下合腘中，下贯于两踹内，出外踝之后，循京骨，至小指外侧，交于足少阴之肾经，亦取肾之气，可由下而升，以上化其水也。

雷公曰：请言小肠之经。岐伯曰：小肠之经属手太阳者，以脉起于手之小指，又得心火之气而名之也。夫心火属少阴，得心火之气，宜称阴矣。然而心火居于内者为阴，发于外者为阳，小肠为心之表也，故称阳而不称阴。且其性原属阳，得太阳之日气，故亦以太阳名之。其脉上腕，出踝，循臂，出肘，循臑行手阳明少阳之外，与太阳胆气相通，欲得金气自寒，欲得木气自生也。交肩上，入缺盆，循肩，向腋下行，当膻中而络于心，合君相二火之气也。循咽下膈，以抵于胃。虽火能生胃，而小肠主出不主生，何以抵胃。盖受胃之气，运化精微而生糟粕，犹之生胃也。故接胃之气下行任脉之外，以自归于小肠之正宫，非小肠之属而谁属乎。其支者，从缺盆循颈颊，上至目锐眦，入于耳中，此亦火性炎上，欲趋窍而出也。其支者，别循颊，上颛抵鼻，至目内眦，斜络于颧，以交足太阳膀胱之经，盖阳以趋阳之应也。

雷公曰：请言大肠之经。岐伯曰：大肠之经名为手阳明者，以大肠职司传化，有显明昭著之意，阳之象也。夫大肠属金，宜为阴象，不属阴而属阳者，因其主出而不主藏也。起于手大指次指之端，故亦以手名之。循指而入于臂，入肘，上臑，上肩，下入缺盆而络于肺，以肺之气能包举大肠，而大肠之系亦上络于肺也。大肠得肺气而易于传化，故其气不能久留于膈中，而系亦下膈直趋大肠，以安其传化之职。夫大肠之能开能阖，肾主之，是大肠之气化宜通于肾，何以大肠之系绝不与肾会乎？不知肺金之气即肾中水火之气也，肾之气必来于肺中，而肺中之气即降于大肠之内，则肾之气安有不入于大肠之中者乎？不必更有系通肾，而后得其水火之气始能传化而开阖之也。其支者，从缺盆上颈贯颊，入下齿缝中，还出夹两口吻，交于唇中之左右，上挟鼻孔，正显其得肺肾之气，随肺肾之脉而上升之徵也。

陈远公曰：十二经脉各说得详尽，不必逐段论之。

包络配腑篇

天老问于岐伯曰：天有六气，化生地之五行，地有五行，化生人之五脏。有五脏之阴，即宜有五腑之阳矣，何以脏止五腑有七也？岐伯曰：心包络，腑也，性属阴，故与脏气相同，所以分配六腑也。天老曰：心包络即分配腑矣，是心包络即脏也，何不名脏而必别之为腑耶？岐伯曰：心包络非脏也。天老曰：非脏列于脏中，毋乃不可乎？岐伯曰：脏称五，不称六，是不以脏予包络也。腑称六，不称七，是不以腑名包络也。天老曰：心包络非脏非腑，何以与三焦相合乎？岐伯曰：包络与三焦为表里，二经皆有名无形，五脏有形，与形相合，包络无形，故与无形相合也。天老曰：三焦为孤脏，即名为脏，岂合于包络乎？岐伯曰：三焦虽亦称脏，然孤而寡合，仍是腑非脏也。舍包络之气，实无可依，天然配合，非勉强附会也。天老曰：善。

雷公曰：肺合大肠，心合小肠，肝合胆，脾合胃，肾合膀胱，此天合也。三焦与心包络相合，恐非天合矣。岐伯曰：包络非脏而与三焦合者，包络里，三焦表也。雷公曰：三焦腑也，何分表里乎？岐伯曰：三焦之气本与肾亲，亲肾不合肾者，以肾有水气也，故不合肾而合于包络耳。雷公曰：包络之火气出于肾，三焦取火于肾，不胜取火于包络乎？岐伯曰：膀胱与肾为表里，则肾之火气必亲膀胱而疏三焦矣，包络得肾之火气，自成其腑，代心宣化，虽腑犹脏也。包络无他腑之附，得三焦之依而更亲，是以三焦乐为表，包络亦自安于里。孤者不孤，自合者永合也。雷公曰：善。

应龙问曰：包络，腑也，三焦亦自成腑，何以为包络之使乎？岐伯曰：包络即膻中也，为心膜鬲，近于心宫，遮护君主，其位最亲，其权最重，故三焦奉令，不敢后也。应龙曰：包络代心宣化，宜各脏腑皆奉合矣，何独使三焦乎？岐伯曰：各腑皆有表里，故不听包络之使，惟三焦无脏为表里，故包络可以使之。应龙曰：三焦何乐为包络使乎？岐伯曰：包络代心出治腑与脏，同三焦听使于包络，犹听使于心，故包络为里，三焦为表，岂勉强附会哉。应龙曰：善。

陈士铎曰：包络之合三焦，非无因之合也。包络之使三焦，因其合而使之也。然合者仍合于心耳，非包络之司为合也。

外经微言三卷

胆腑命名篇

胡孔甲问于岐伯曰：大肠者，白肠也。小肠者，赤肠也。胆非肠，何谓青肠乎？岐伯曰：胆贮青汁，有入无出，然非肠，何能通而贮之乎，故亦以肠名之。青者，木之色，胆属木，其色青，故又名青肠也。胡孔甲曰：十一脏取决于胆，是腑亦有脏名矣，何脏分五而腑分七也？岐伯曰：十一脏取决于胆，乃省文耳，非腑可名脏也。孔甲曰：胆即名为脏，而十一脏取决之，固何所取之乎？岐天师曰：胆司渗，凡十一脏之气，得胆气渗之，则分清化浊，有奇功焉。孔甲曰：胆有入无出，是渗主入而不主出也，何能化浊乎？岐伯曰：清渗入则浊自化，浊自化而清亦化矣。孔甲曰：清渗入而能化，是渗入而仍渗出矣。岐伯曰：胆为清净之府。渗入者，清气也。遇清气之脏腑，亦以清气应之，应即渗之机矣，然终非渗也。孔甲曰：脏腑皆取决于胆，何脏腑受胆之渗乎？岐伯曰：大小肠膀胱皆受之，而膀胱独多焉。虽然，膀胱分胆之渗而胆之气虚矣，胆虚则胆得渗之祸矣。故胆旺则渗益，胆虚则渗损。孔甲曰：胆渗何气则受损乎？岐伯曰：酒热之气，胆之所畏也，过多则渗失所司，胆受损矣。非毒结于脑，则涕流于鼻也。孔甲曰：何以治之？岐伯曰：刺胆络之穴则病可已也。孔甲曰：善。

陈士铎曰：胆主渗，十一脏皆取决于胆者，正决于渗也。胆不能渗，又何取决乎。

任督死生篇

雷公问曰：十二经脉之外，有任督二脉，何略而不言也？岐伯曰：二经之脉不可略也。以二经散见于各经，故言十二经脉而二经已统会于中矣。雷公曰：试分言之。岐伯曰：任脉行胸之前，督脉行背之后也。任脉起于中极之下，以上毛际循腹里，上关元，至咽咙，上颐循面，入目眦，此任脉之经络也。督脉起于少腹，以下骨中央，女子入系廷孔，在溺孔之际，其络循阴器，合篡间，绕篡后，即前后二阴之间也，别绕臀，至少阴与巨阳中络者，合少阴，上股内后廉，贯脊属肾，与太阳起于目内眦，上额交巅上，入络脑，至鼻柱，还出别下项，循肩膊，侠脊抵腰中，入循膂，络肾。其男子循茎下至篡，与女子等。其少腹直上者，贯脐中央，上贯心，入喉上颐环唇，上系两目之下中央，此督脉之经络也。虽督脉止于龈交，任脉止于承浆，其实二脉同起于会阴。止于龈交者，未尝不过承浆，止于承浆者，未尝不过龈交。行于前者亦行于后，行于后者亦行于前。循环周流，彼此无间。故任督分之为二，合之仍一也。夫会阴者，至阴之所也。任脉由阳行于阴，故脉名阴海。督脉由阴行于阳，故脉名阳海。非龈交穴为阳海，承浆穴为阴海也。阴交阳而阴气生，阳交阴而阳气生，任督交而阴阳自长，不如海之难量乎，故以海名之。

雷公曰：二经之脉络，予已知之矣，请问其受病何如？岐伯曰：

二经气行则十二经之气通，二经气闭则十二经之气塞。男则成疝，女则成瘕，非遗溺即脊强也。雷公曰：病止此乎？岐伯曰：肾之气必假道于任督，二经气闭，则肾气塞矣。女不受妊，男不射精，人道绝矣。然则任督二经之脉络，即人死生之道路也。雷公曰：神哉！论也。请载《外经》，以补《内经》未备。

陈士铎曰：任督之路，实人生死之途，说得精好入神。

阴阳二跷篇

司马问曰：奇经八脉中，有阴跷阳跷之脉，可得闻乎？岐伯曰：《内经》言之矣。司马曰：《内经》言之，治病未验，或有未全欤。岐伯曰：《内经》约言之，实未全也。阴跷脉，足少阴肾经之别脉也，起于然骨之照海穴，出内踝上，又直上之，循阴股以入于阴，上循胸里，入于缺盆，上出人迎之前，入于目下鸠，属于目眦之睛明穴，合足太阳膀胱之阳跷而上行，此阴跷之脉也。阳跷脉，足太阳膀胱之别脉也。亦起于然骨之下申脉穴，出外踝下，循仆参，郄于附阳，与足少阳会于居髎，又与手阳明会于肩髃及巨骨，又与手太阳阳维会于臑俞，与手足阳明会于地仓及巨髎，与任脉足阳明会于承泣，合足少阴肾经之阴跷下行，此阳跷之脉也。然而跷脉之起止，阳始于膀胱而止于肾，阴始于肾而止于膀胱，此男子同然也。若女子微有异，男之阴跷起于然骨，女之阴跷起于阴股。男之阳跷起于申脉，女之阳跷起于仆参。知同而治同，知异而疗异。则阳跷之病不至阴缓阳急，阴跷之病不至阳缓阴急，何不验乎。司马公曰：今而后，阴阳二跻之脉昭然矣。

陈士铎曰：二跻之脉分诸男女，《内经》微别，人宜知之，不可草草看过。

奇恒篇

奢龙问于岐伯曰：奇恒之腑与五脏并主藏精，皆可名脏乎？岐伯曰：然。奢龙曰：脑髓骨脉胆女子胞，既谓奇恒之腑，不宜又名脏矣。岐伯曰：腑谓脏者，以其能藏阴也。阴者，即肾中之真水也。真水者，肾精也。精中有气，而脑髓骨脉胆女子胞皆能藏之，故可名腑，亦可名脏也。奢龙曰：修真之士，何必留心于此乎？岐伯曰：人欲长生，必知斯六义，而后可以养精气，结圣胎者也。奢龙曰：女子有胞以结胎，男子无胞，何以结之？岐伯曰：女孕男不妊，故胞属之女子，而男子未尝无胞也。男子有胞，而后可以养胎息，故修真之士，必知斯六者。至要者，则胞与脑也。脑为泥丸，即上丹田也。胞为神室，即下丹田也。骨藏髓，脉藏血，髓藏气，脑藏精，气血精髓尽升泥丸，下降于舌，由舌下华池，由华池下廉泉玉英，通于胆，下贯神室。世人多欲，故血耗气散，髓竭精亡也。苟知藏而不泻，即返还之道也。奢龙曰：六者宜藏，何道而使之藏乎？岐伯曰：广成子有言：毋摇精，毋劳形，毋思虑营营，非不泻之谓乎？奢龙曰：命之矣。

陈士铎曰：脑髓骨脉胆女子胞，非脏也，非脏而以脏名之，以其能藏也，能藏故以脏名之，人可失诸藏乎。

小络篇

应龙问于岐伯曰：膜原与肌腠有分乎？岐伯曰：二者不同也。应龙曰：请问不同。岐伯曰：肌腠在膜原之外也。应龙曰：肌腠有脉乎？岐伯曰：肌腠膜原皆有脉也，其所以分者，正分于其脉耳。肌腠之脉内连于膜原，膜原之脉外连于肌腠。应龙曰：二脉乃表里也，有病何以分之？岐伯曰：外引小络痛者，邪在肌腠也；内引小络痛者，邪在膜原也。应龙曰：小络又在何所？岐伯曰：小络在膜原之间也。

陈士铎曰：小络一篇，本无深文，备载诸此，以小络异于膜原耳，知膜原之异，即知肌腠之异也。

肺金篇

少师问曰：肺，金也；脾胃，土也。土宜生金，有时不能生金者谓何？岐伯曰：脾胃土旺而肺金强，脾胃土衰而肺金弱，又何疑乎。然而脾胃之气太旺，反非肺金所喜者，由于土中火气之过盛也。土为肺金之母，火为肺金之贼，生变为克，乌乎宜乎？少师曰：金畏火克，宜避火矣，何又亲火乎？岐伯曰：肺近火则金气之柔者必销矣。然肺离火则金气之顽者必折矣。所贵微火以通薰肺也。故土中无火不能生肺金之气，而土中多火亦不能生肺金之气也。所以烈火为肺之所畏，微火为肺之所喜。少师公曰：善。请问金木之生克？岐伯曰：肺金制肝木之旺，理也。而肝中火盛，则金受火炎，肺失清肃之令矣。避火不暇，敢制肝木乎？即木气空虚，已不畏肺金之刑，况金受火制，则肺金之气必衰，肝木之火愈旺，势必横行无忌，侵伐脾胃之土，所谓欺子弱而凌母强也。肺之母家受敌，御木贼之强横，奚能顾金子之困穷。肺失化源，益加弱矣。肺弱欲其下生肾水难矣。水无金生则水不能制火，毋论上焦之火焚烧，而中焦之火亦随之更炽，甚且下焦之火亦挟水沸腾矣。少师曰：何肺金之召火也？岐伯曰：肺金，娇脏也。位居各脏腑之上，火性上炎，不发则已，发则诸火应之，此肺金之所以独受厥害也。少师曰：肺为娇脏，曷禁诸火之威逼乎？金破不鸣，断难免矣，何以自免于祸乎？岐伯曰：仍赖肾子之水以救之。是以肺肾相亲，更倍于土金之相爱。以土生金而金难生土，肺生肾而肾能生肺。昼夜之间，肺肾之气实彼此往来，两相通而两相益也。少师曰：金得水以解炎，敬闻命矣。然金有时而不畏火者，何谓乎？岐伯曰：此论其变也。少师曰：请尽言之。岐伯曰：火烁金者，烈火也。火气自微，何以烁金，非惟不畏火，且侮火矣。火难制金，则金气日旺，肺成顽金，过刚而不可犯，于是肃杀之气必来伐木，肝受金刑，力难生火，火势转衰，变为寒，火奚足畏乎。然而火过寒，无温气以生土，土又何以生金，久之火寒而金亦寒矣。少师曰：善。请问金化为水而水不生木者，又何谓乎？岐伯曰：水不生木，岂金反生木乎？水不生木者，金受火融之水也。真水生木而融化之，水克木矣。少师曰：善。

　　陈士铎曰：肺不燥不成顽金，肺过湿不成柔金，以肺中有火也。肺得火则金益，肺失火则金损，故金中不可无火，亦不可有火也。水火不旺，金反得其宜也，总不可使金之过旺耳。

肝木篇

少师曰：肝属木，木非水不养，故肾为肝之母也，肾衰则木不旺矣。是肝木之虚，皆肾水之涸也。然而肝木之虚不全责肾水之衰者何故？岐伯曰：此肝木自郁也。木喜疏泄，遇风寒之邪，拂抑之事，肝辄气郁不舒，肝郁必下克脾胃，制土有力，则木气自伤，势必求济肾水，水生木而郁气未解，反助克土之横，土怒水助，转来克水，肝不受肾之益，肾且得土之损，未有不受病者也。肾既病矣，自难滋肝木之枯。肝无水养，其郁更甚，郁甚而克土愈力，脾胃受伤，气难转输，必求救于心火，心火因肝木之郁，全不顾心，心失化源，何能生脾胃之土乎？于是怜土子之受伤，不敢咎肝母之过逆，反嗔肺金不制肝木，乃出其火而克肺，肺无土气之生，复有心火之克，则肺金难以自存，听肝木之逆，无能相制矣。少师曰：木无金制，宜木气之舒矣，何以仍郁也？岐伯曰：木性曲直，必得金制有成，今金弱木强，则肝寡于畏，任郁之性以自肆，土无可克，水无可养，火无可助，于是木空受焚矣，此木无金制而愈郁也。所以治肝必解郁为先，郁解而肝气自平，何至克土。土无木克，则脾胃之气自易升腾，自必忘克肾水，转生肺金矣。肺金得脾胃二土之气，则金气自旺，令行清肃，肾水无匮乏之忧，且金强制木，木无过旺，肝气平矣。少师曰：肝气不平，可以直折之乎？岐伯曰：肝气最恶者郁也，其次则恶不平，不平之极，即郁之极也，故平肝尤尚解郁。少师曰：其故何也？岐伯曰：肝气不平，肝中之火过旺也。肝火过旺，由肝木之塞也。外闭内焚，非烁土之气，即耗心之血矣。夫火旺宜为心之所喜，然温火生心，烈火逼心。所以火盛之极，可暂用寒凉以泻肝火；郁之极，宜兼用舒泄以平肝也。少师曰：善。

陈士铎曰：木不郁则不损，肝木之郁，即逆之之谓也。人能解郁，则木得其平矣，何郁之有。

肾水篇

少师曰：请问肾水之义？岐伯曰：肾属水，先天真水也。水生于金，故肺金为肾母。然而肺不能竟生肾水也，必得脾土之气薰蒸，肺始有生化之源。少师曰：土克水者也，何以生水？岐伯曰：土贪生金，全忘克水矣。少师曰：金生水，而水养于金何也？岐伯曰：肾水非肺金不生，肺金非肾水不润。盖肺居上焦，诸脏腑之火咸来相逼，苟非肾水灌注，则肺金立化矣，所以二经子母最为关切，无时不交相生，亦无时不交相养也。是以补肾者必须益肺，补肺者必须润肾，始既济而成功也。少师曰：肾得肺之生，即得肺之损，又何以养各脏腑乎？岐伯曰：肾交肺而肺益生肾，则肾有生化之源，山下出泉涓涓，正不竭也。肾既优渥，乃分其水以生肝，肝木之中，本自藏火，有水则木且生心，无水则火且焚木，木得水之济，则木能自养矣。木养于水，木有和平之气，自不克土，而脾胃得遂其升发之性，则心火何至躁动乎，自然水不畏火之炎，乃上润而济心矣。少师曰：水润心，固是水火之既济，但恐火炎而水不来济也。岐伯曰：水不润心，故木无水养也。木无水养，肝必干燥，火发木焚，烁尽脾胃之液，肺金救土之不能，何暇生肾中之水。水涸而肝益加燥，肾无沥以养肝，安得余波以灌心乎。肝木愈横，心火愈炎，肾水畏焚，因不上济于心，此肾衰之故，非所谓肾旺之时也。少师曰：肾衰不能济心，独心受其损乎？岐伯曰：心无水养则心君不安，乃迁其怒于肺金，遂移其火以逼肺矣。肺金最畏火炎，随移其热于肾，而肾因水竭，水中之火正无所依，得心火之相会，翕然升木，变出龙雷，由下焦而腾中焦，由中焦而腾上焦，有不可止遏之机矣。是五脏七腑均受其害，宁独心受损乎。少师曰：何火祸之酷乎？岐伯曰：非火多为害，乃水少为炎也。五脏有脏火，七腑有腑火，火到之所，同气相亲，故其势易旺，所异者，水以济之也。而水止肾脏之独有，且水中又有火也，水之不足，安敌火之有余，此肾脏所以有补无泻也。少师曰：各脏腑皆取资于水，宜爱水而畏火矣，何以多助火以增焰乎？岐伯曰：水少火多，一见火发，惟恐火之耗水，竟来顾水，谁知反害水乎，此祸生于爱，非恶水而爱火也。少师曰：火多水少，泻南方之火，非即补北方之水乎？岐伯曰：水火又相根也，无水则火烈，无火则水寒。火烈则阴亏也，水寒则阳消也。阴阳两平，必水火既济矣。少师曰：火水既济，独不畏土之侵犯乎？岐伯曰：土能克水，而土亦能生水也。水得土以相生，则土中出水，始足以养肝木而润各脏腑也。第不宜过于生之，则水势汪洋，亦能冲决堤岸，水无土制，变成洪水之逆流，故水不畏土之克也。少师曰：善。

陈士铎曰：五行得水则润，失水则损，况取资多而分散少乎。故水为五行之所窃，不可不多也。说得水之有益，有此可悟水矣。

心火篇

少师曰：心火，君火也，何故宜静不宜动？岐伯曰：君主无为，心为君火，安可有为乎？君主有为，非生民之福也。所以心静则火息，心动则火炎。息则脾胃之土受其益，炎则脾胃之土受其灾。少师曰：何谓也？岐伯曰：脾胃之土喜温火之养，恶烈火之逼也。温火养则土有生气，而成活土，烈火逼则土有死气，而成焦土矣。焦火何以生金，肺金干燥，必求济于肾水，而水不足以济之也。少师曰：肾水本济心火者也，何以救之无裨乎？岐伯曰：人身之肾水，原非有余，况见心火之太旺，虽济火甚切，独不畏火气之烁乎？故避火之炎，不敢上升于心中也。心无水济则心火更烈，其克肺益甚，肺畏火刑，必求援于肾子，而肾子欲救援而无水，又不忍肺母之凌烁，不得不出其肾中所有，倾国以相助，于是水火两腾，升于上焦，而与心相战。心因无水以克肺，今见水不济心，火来助肺，欲取其水而转与火相合，则火势更旺，于是肺不受肾水之益，反得肾火之虐矣。斯时肝经之木见肺金太弱，亦出火以焚心，明助肾母以称，于实报肺仇而加刃也。少师曰：何以解氛乎？岐伯曰：心火动极矣，安其心而火可息也。少师曰：可用寒凉直折其火乎。岐伯曰：寒凉可暂用，不可久用也。暂用则火化为水，久用则水变为火也。少师曰：斯又何故欤？岐伯曰：心火必得肾水以济之也。滋肾安心，则心火永静；舍肾安心，则心火仍动矣。少师曰：凡水火未有不相克也，而心肾水火何相交而相济乎？岐伯曰：水不同耳。肾中邪水，最克心火；肾中真水，最养心火。心中之液，即肾内真水也。肾之真水旺而心火安，肾之真水衰而心火沸。是以心肾交而水火既济，心肾开而水火未济也。少师曰：心在上，肾在下，地位悬殊，何以彼此乐交无间乎？岐伯曰：心肾之交，虽胞胎导之，实肝木介之也。肝木气通，肾无阻隔；肝木气郁，心肾即闭塞也。少师曰：然则肝木以又何以养之？岐伯曰：肾水为肝木之母，补肾即所以通肝。木非水不旺，火非木不生。欲心液之不枯，必肝血之常足；欲肝血之不乏，必肾水之常盈。补肝木，要不外补肾水也。少师曰：善。

陈士铎曰：心火，君火也。君心为有形之火，可以水折，不若肾中之火为无形之火也，无形之火可以水养。知火之有形无形，而虚火实火可明矣。

外经微言四卷

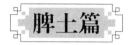

脾土篇

少师问曰：脾为湿土，土生于火，是火为脾土之父母乎？岐伯曰：脾土之父母，不止一火也。心经之君火，包络三焦命门之相火，皆生之。然而君火之生脾土甚疏，相火之生脾土甚切，而相火之中，命门之火尤为最亲。少师曰：其故何欤？岐伯曰：命门盛衰即脾土盛衰，命门生绝即脾土生绝也。盖命门为脾土之父母，实关死生，非若他火之可旺可微、可有可无也。少师曰：命门火过旺，多非脾土之宜，又何故乎？岐伯曰：火少则土湿，无发生之机，火多则土干，有燥裂之害。盖脾为湿土，土中有水，命门者，水中之火也，火藏水中，则火为既济之火，自无亢焚之祸，与脾土相宜，故火盛亦盛，火衰亦衰，火生则生，火绝则绝也。若火过于旺，是火胜于水矣。水不足以济火，乃未济之火也。火似旺而实衰，假旺而非真旺也，与脾土不相宜耳，非惟不能生脾，转能耗土之生气。脾土无生气，则赤地干枯，欲化精微以润各脏腑难矣。且火气上炎，与三焦包络之火直冲而上，与心火相合，火愈旺而土愈耗，不成为焦火得乎？少师曰：焦土能生肺金乎？岐伯曰：肺金非土不生，今土成焦土，中鲜润泽之气，何以生金哉？且不特不生金也，更且嫁祸于肺矣。盖肺乏土气之生，又多火气之逼，金弱木强，必至之势也。木强凌土，而土败更难生金，肺金绝而肾水亦绝也。水绝则木无以养，木枯自焚，益添火焰，土愈加燥矣。少师曰：治何经以救之？岐伯曰：火之有余，水之不足也。补水则火自息，然而徒补水则水不易生，补肺金之气，则水有化源，不患乎无本也。肾得水以制火，则水火相济，火无偏旺之害，此治法之必先补水也。少师曰：善。

陈士铎曰：脾土与胃土不同生，脾土与胃土生不同。虽生土在于火也，然火各异。生脾土必须于心，生胃土必须於包络。心为君火，包络为相火也，二火断须补肾，以水能生火耳。

胃土篇

少师问曰：脾胃皆土也，有所分乎？岐伯曰：脾，阴土也；胃，阳土也。阴土逢火则生，阳土必生于君火。君火者，心火也。少师曰：土生于火，火来生土，两相亲也，岂胃土遇三焦命门之相火辞之不受乎？岐伯曰：相火与胃不相合也，故相火得之而燔，不若君火得之而乐也。少师曰：心包亦是相火，何与胃亲乎？岐伯曰：心包络代君火以司令者也，故心包相火即与君火无异，此胃土之所以相亲也。少师曰：心包代心之职，胃土取资心包，无异取资心火矣。但二火生胃土则受益，二火助胃火则受祸者何也？岐伯曰：胃土衰则喜火之生，胃火盛则恶火之助也。少师曰：此又何故欤？岐伯曰：胃，阳土，宜弱不宜强。少师曰：何以不宜强也？岐伯曰：胃多气多血之府，其火易动，动则燎原而不可制，不特烁肺以杀子，且焚心以害母矣。且火之盛者，水之涸也。火沸上腾，必至有焚林竭泽之虞，烁肾水，烧肝木，其能免乎？少师曰：治之奈何？岐伯曰：火盛必济之水，然水非外水也，外水可暂救以止炎，非常治之法也，必大滋其内水之匮。内水者，肾水也。然而火盛之时，滋肾之水，不能泻胃之火，以火旺不易灭，水衰难骤生也。少师曰：又将奈何？岐伯曰：救焚之法，先泻胃火，后以水济之。少师曰：五脏六腑皆藉胃气为生，泻胃火不损各脏腑乎？吾恐水未生，肾先绝矣。岐伯曰：火不息则土不安，先息火，后济水，则甘霖优渥，土气升腾，自易发生万物，此泻胃正所以救胃，是泻火非泻土也。胃土有生机，各脏腑岂有死法乎？此救胃又所以救肾，并救各脏腑也。少师曰：胃气安宁，肝木来克奈何？岐伯曰：肝来克胃，亦因肝木之燥也，木燥则肝气不平矣。不平则木郁不伸，上克胃土，土气自无生发之机。故调胃之法，以平肝为重。肝气平矣，又以补水为急，水旺而木不再郁也。惟是水不易旺，仍须补肺，金旺则生水，水可养木，金旺则制木，木不克土，胃有不得其生发之性者乎？少师曰：善。

陈士铎曰：胃土以养水为主。养水者，助胃也。胃中有水则胃火不沸，故补肾正所以益胃也。可见胃火之盛，由於肾水之衰，补肾水，正补胃土也。故胃火可杀，胃火宜培，不可紊也。

包络火篇

少师曰：心包之火，无异心火，其生克同乎？岐伯曰：言同则同，言异则异。心火生胃，心包之火不止生胃也。心火克肺，心包之火不止克肺也。少师曰：何谓也？岐伯曰：心包之火生胃，亦能死胃。胃土衰，得心包之火而土生；胃火盛，得心包之火而土败。土母既败，肺金之了何能生乎？少师曰：同一火也，何生克之异？岐伯曰：心火，阳火也，其势急而可避；心包之火，阴火也，其势缓而可亲。故心火之克肺，一时之刑；心包之克肺，实久远之害。害生于刑者，势急而患未大；害生于恩者，势缓而患渐深也。少师曰：可救乎？岐伯曰：亦在制火之有余而已。少师曰：制之奈何？岐伯曰：心包，阴火，窃心之阳气以自养，亦必得肾之阴气以自存。心欲温肾，肾欲润心，皆先交心包以通之，使肾水少衰，心又分其水气，肾且供心火之不足，安能分余惠以慰心包，心包干涸，毋怪其害胃土也。补肾水之枯则水足灌心，而化液即足，注心包而化津，此不救胃，正所以救胃也。少师曰：包络之火可泻乎？岐伯曰：胃土过旺，必泻心包之火，然心包之火可暂泻而不可久泻也。心包逼近于心，泻包络则心火不宁矣。少师曰：然则奈何？岐天师曰：肝经之木，包络之母也，泻肝则心包络之火必衰矣。少师曰：肝亦心之母也，泻肝而心火不寒乎？岐天师曰：暂泻肝，则包络损其焰而不至于害心，即久泻肝，则心君减其炎亦不至于害包络，犹胜于直泻包络也。少师曰：诚若师言。泻肝经之木可救急而不可图缓，请问善后之法？岐伯曰：水旺则火衰，既济之道也，安能舍补肾水，别求泻火哉。少师曰：善。

陈士铎曰：包络之火为相火，相火宜补不宜泻也，宜补而用泻，必害心包矣。

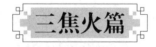

三焦火篇

少师曰：三焦无形，其火安生乎？岐伯曰：三焦称腑，虚腑也。

无腑而称腑，有随寓为家之义。故逢木则生，逢火则旺，即逢金逢土，亦不相仇而相得，总欲窃各脏腑之气以自旺也。少师曰：三焦耗脏腑之气，宜为各脏腑之所绝矣，何以反亲之也？岐伯曰：各脏腑之气，非三焦不能通达上下，故乐其来亲而益之以气，即有偷窃，亦安焉而不问也。少师曰：各脏腑乐与三焦相亲，然三焦乐与何脏腑为更亲乎？岐伯曰：最亲者，胆木也。胆与肝为表里，是肝胆为三焦之母，即三焦之家也。无家而寄生于母家，不无府而有府乎？然而三焦之性喜动恶静，上下同流，不乐安居于母宅，又不可谓肝胆之宫竟是三焦之府也。少师曰：三焦，火也，火必畏水，何故与水亲乎？岐伯曰：三焦之火最善制水，非亲水而喜入于水也。盖水无火气之温则水成寒水矣，寒水何以化物，故肾中之水得三焦之火而生，膀胱之水得三焦之火而化，火与水合，实有既济之欢也。但恐火过于热，制水太甚，水不得益而得损，必有干燥之苦也。少师曰：然则何以治之？岐伯曰：泻火而水自流也。少师曰：三焦无腑，泻三焦之火，何从而泻之？岐伯曰：视助火之脏腑以泻之，即所以泻三焦也。少师曰：善。

陈士铎曰：三焦之火附于脏腑，脏腑旺而三焦旺，脏腑衰而三焦衰，故助三焦，在于助各脏腑也，泻三焦火，可置脏腑於不问乎？然则三焦盛衰，全在□□□腑也。

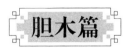

胆木篇

少师曰：胆寄于肝，而木必生于水，肾水之生肝，即是生胆矣，岂另来生胆乎？岐伯曰：肾水生木，必先生肝，肝即分其水以生胆。然肝与胆皆肾子也，肾岂有疏于胆者乎？惟胆与肝为表里，实手足相亲，无彼此之分也。故肾水旺而肝胆同旺，肾水衰而肝胆同衰，非仅肝血旺而胆汁盈，肝血衰而胆汁衰也。少师曰：然，亦有肾水不衰，胆气自病者，何也？岐伯曰：胆之汁主藏，胆之气主泄，故喜通不喜塞也。而胆气又最易塞，一遇外寒，胆气不通矣，一遇内郁，胆气不通矣，单补肾水，不舒胆木，则木中之火不能外泄，势必下克脾胃之土，木土交战，多致胆气不平，非助火以刑肺，必耗水以亏肝，于是胆郁肝亦郁矣，肝胆交郁，其塞益甚，故必以解郁为先，不可徒补肾水也。少师曰：肝胆同郁，将独解胆木之塞乎？岐伯曰：郁同而解郁，乌可异哉。胆郁而肝亦郁，肝舒而胆亦舒，舒胆之后，济之补水，则水荫木以敷荣，木得水而调达，既不绝肝之血，有不生心之液者乎？自此三焦得木气以为根，即包络亦得胆气以为助，十二经无不取决于胆也，何忧匮乏哉。少师曰：善。

陈士铎曰：肝胆同为表里，肝盛则胆盛，肝衰则胆衰，所以治胆以治肝为先，肝易于郁，而胆之易郁又宁与肝殊乎？故治胆必治肝也。

膀胱水篇

少师曰：水属阴，膀胱之水谓之阳水，何也？岐伯曰：膀胱之水，水中藏火也。膀胱无火水不化，故以阳水名之。膀胱腑中本无火也，恃心肾二脏之火相通化水，水始可藏而亦可泄。夫火属阳，膀胱既通火气，则阴变为阳矣。少师曰：膀胱通心肾之火，然亲于肾而疏于心也。心火属阳，膀胱亦属阳，阳不与阳亲何也？岐伯曰：膀胱与肾为表里，最为关切，故肾亲于膀胱，而膀胱亦不能疏于肾也。心不与膀胱相合，毋怪膀胱之疏心矣。然心虽不合于膀胱，而心实与小肠为表里，小肠与膀胱正相通也。心合小肠，不得不合膀胱矣。是心与膀胱，其迹若远而实近也。少师曰：然则膀胱亲于心而疏于肾乎？岐伯曰：膀胱，阳水也，喜通阴火而不喜通阳火，似心火来亲，未必得之化水。然而肾火不通心火，则阴阳不交，膀胱之阳火，正难化也。少师曰：此又何故软。岐伯曰：心火下交于肾，则心包三焦之火齐来相济，助胃以化膀胱之水，倘心不交肾，心包三焦之火各奉心火以上炎，何敢下降以私通于肾，既不下降，敢代君以化水乎？少师曰：君火无为，相火有为，君火不下降，包络相火正可代君出治，何以心火不交相火，亦不降乎？岐伯曰：君臣一德而天下治，君火交而相火降，则膀胱得火而水化，君火离而相火降，则膀胱得火而水干。虽君火恃相火而行，亦相火必藉君火而治。肾得心火之交，又得包络之降，阴阳合为一性，竟不能分肾为阴、心为阳矣。少师曰：心肾之离合，膀胱之得失，如此乎？岐伯曰：膀胱可寒而不可过寒，可热而不可过热。过寒则遗，过热则闭，皆心肾不交之故也，此水火所以重既济耳。少师曰：善。

陈士铎曰：膀胱本为水腑，然水中藏火，无水不交，无火亦不交也。故心肾二脏皆通于膀胱之腑，膀胱不通，又何交乎。交心肾正藏水火也。

大肠金篇

少师曰：金能生水，大肠属金，亦能生水乎？岐伯曰：大肠之金，阳金也，不能生水，且藉水以相生。少师曰：水何能生金哉？岐伯曰：水不生金而能养金，养即生也。少师曰：人身火多于水，安得水以养大肠乎？岐伯曰：大肠离水，实无以养，而水苦无多，所冀者，脾土生金，转输精液，庶无干燥之虞，而后以肾水润之，便庆濡泽耳。是水土俱为大肠之父母也。少师曰：土生金而大肠益燥何也？岐伯曰：土柔而大肠润，土刚而大肠燥矣。少师曰：土刚何以燥也？岐伯曰：土刚者，因火旺而刚也。土刚而生金更甚，然未免同火俱生。金喜土而畏火，虽生而实克矣，安得不燥哉。少师曰：水润金也，又善荡金者何故欤？岐伯曰：大肠得真水而养，得邪水而荡也，邪正不两立，势必相遇而相争。邪旺而正不能敌，则冲激澎湃，倾肠而泻矣。故大肠尤宜防水。防水者，防外来之水，非防内存之水也。少师曰：人非水火不生，人日饮水，何以防之？岐伯曰：防水何若培土乎。土旺足以制水，土旺自能生金，制水不害邪水之侵，生金无愁真水之涸，自必火静而金安，可传导而变化也。少师曰：大肠无火，往往有传导变化而不能者，又何故欤？岐伯曰：大肠恶火，又最喜火也。恶火者，恶阳火也。喜火者，喜阴火也。阴火不同，而肾中之阴火尤其所喜。喜火者，喜其火中之有水也。少师曰：肾火虽水中之火，然而克金，何以喜之？岐伯曰：肺、肾子母也，气无时不通，肺与大肠为表里，肾气生肺，即生大肠矣。大肠得肾中水火之气，始得司其开阖也，倘水火不入于大肠，开阖无权，何以传导变化乎？少师曰：善。

陈士铎曰：大肠无水火，何以开合，开合既难，何以传导变化乎，可悟大肠必须于水火也。大肠无水火之真，即邪来犯之，故防邪仍宜润正耳。

小肠火篇

少师曰：小肠属火乎？属水乎？岐伯曰：小肠与心为表里，与心同气，属火无疑，其体则为水之路，故小肠又属水也。少师曰：然则小肠居水火之间，乃不阴不阳之腑乎？岐伯曰：小肠属阳，不属阴也，兼属之水者，以其能导水也。水无火不化，小肠有火，故能化水，水不化火而火且化水，是小肠属火明矣。惟小肠之火，代心君以变化，心即分其火气，以与小肠，始得导水以渗入于膀胱。然有心之火气，无肾之水气，则心肾不交，水火不合，水不能遽渗于膀胱矣。少师曰：斯又何故乎？岐伯曰：膀胱水腑也，得火而化，亦必得水而亲，小肠之火欲通膀胱，必得肾中真水之气以相引，而后心肾会而水火济，可渗入亦可传出也。少师曰：小肠为受盛之官，既容水谷，安在肠内无水，必藉肾水之通膀胱乎？岐伯曰：真水则存而不泄，邪水则走而不守也。小肠得肾之真水，故能化水谷而分清浊，不随水谷俱出也，此小肠所以必资于肾气耳。少师曰：善。

陈士铎曰：小肠之火有水以济之，故火不上焚而水始下降也。火不上焚者，有水以引之也；水不下降者，有火以升之也，有升有引，皆既济之道也。

命门真火篇

少师曰：命门居水火中，属水乎？属火乎？岐伯曰：命门，火也。无形有气，居两肾之间，能生水而亦藏于水也。少师曰：藏于水以生水，何也？岐伯曰：火非水不藏，无水则火沸矣，水非火不生，无火则水绝矣。水与火盖两相生而两相藏也。少师曰：命门之火既与两肾相亲，宜与各脏腑疏矣。岐伯曰：命门为十二经之主，不止肾恃之为根，各脏腑无不相合也。少师曰：十二经皆有火也，何藉命门之生乎？岐伯曰：十二经之火皆后天之火也，后天之火非先天之火不化。十二经之火得命门先天之火则生生不息，而后可转输运动变化于无穷，此十二经所以皆仰望于命门，各倚之为根也。少师曰：命门之火气甚微，十二经皆来取资，尽为分给，不虞匮乏乎？岐伯曰：命门居水火中，水火相济，取之正无穷也。少师曰：水火非出于肾乎？岐伯曰：命门水火虽不全属于肾，亦不全离乎肾也。盖各经之水火均属后天，独肾中水火则属先天也。后天火易旺，先天火易衰，故命门火微，必须补火，而补火必须补肾，又必兼水火补之，正以命门之火可旺而不可过旺也。火之过旺，水之过衰也。水衰不能济火，则火无所制，必焚沸于十二经，不受益而受损矣。故补火必须于水中补之，水中补火，则命门与两肾有既济之欢，分布于十二经，亦无未济之害也。少师曰：命门之系人生死甚重，《内经》何以遗之？岐伯曰：未尝遗也。主不明则十二官危。所谓主者，正指命门也。七节之旁，有小心。小心者，亦指命门也，人特未悟耳。少师曰：命门为主，前人未言何也？岐伯曰：广成子云：窈窈冥冥，其中有神，恍恍惚惚，其中有气。亦指命门也，谁谓前人勿道哉。且命门居于肾，通于任督，更与丹田神室相接，存神于丹田，所以温命门也，守气于神室，所以养命门也。修仙之道，无非温养命门耳。命门旺而十二经皆旺，命门衰而十二经皆衰也。命门生而气生，命门绝而气绝矣。少师曰：善。

陈士铎曰：命门为十二经之主，《素问》不明言者，以主之难识耳。然不明言者，未尝不显言之也，无知世人不悟耳。经天师指示，而命门绝而不绝矣。秦火未焚之前，何故修命门者少，总由于不善读《内经》也。

外经微言五卷

命门经主篇

雷公问于岐伯曰：十二经各有一主，主在何经？岐伯曰：肾中之命门，为十二经之主也。雷公曰：十二经最神者心也，宜心为主，不宜以肾中之命门为主也。岐伯曰：以心为主，此主之所以不明也。主在肾之中，不在心之内。然而离心非主，离肾亦非主也。命门殆通心肾以为主乎？岂惟通心肾哉？五脏七腑无不共相贯通也。雷公曰：其共相贯通者何也？岐伯曰：人非火不生，命门属火，先天之火也，十二经得命门之火始能生化。虽十二经来通于命门，亦命门之火原能通之也。雷公曰：命门属火，宜与火相亲，何偏居于肾以亲水气耶？岐伯曰：肾火，无形之火也；肾水，无形之水也。有形之火，水能克之；无形之火，水能生之。火克于水者，有形之水也；火生于水者，无形之水也。然而无形之火偏能生无形之水，故火不藏于火，转藏于水，所谓一阳陷于二阴之间也。人身先生命门，而后生心，心生肺，肺生脾，脾生肝，肝生肾，相合而相生，亦相克而相生也。十二经非命门不生，正不可以生克而拘视之也。故心得命门而神明应物也，肝得命门而谋虑也，胆得命门而决断也，胃得命门而受纳也，脾得命门而转输也，肺得命门而治节也，大肠得命门而传导也，小肠得命门而布化也，肾得命门而作强也，三焦得命门而决渎也，膀胱得命门而畜泄也。是十二经为主之官，而命门为十二官之主，有此主则十二官治，无此主则十二官亡矣。命门为主，供十二官之取资，其火易衰，其火亦易旺。然衰乃真衰，旺乃假旺。先天之火非先天之水不生，水中补火，则真衰者不衰矣，火中补水，则假旺者不旺矣。见其衰补火而不济之以水，则火益微；见其旺泻火而不济之以水，则火益炽。雷公曰：何道之渺乎？非天师又孰能知之。

陈士铎曰：命门在心肾之中，又何说之有，无如世人未知也，此篇讲得畅快，非无主之文。

五行生克篇

雷公问于岐伯曰：余读《内经》载五行甚详，其旨尽之乎？岐伯曰：五行之理又何易穷哉。雷公曰：盍不尽言之？岐伯曰：谈天乎？谈地乎？谈人乎？雷公曰：请言人之五行。岐伯曰：心肝脾肺肾配火木土金水，非人身之五行乎。雷公曰：请言其变。岐伯曰：变则又何能尽哉，试言其生克。生克之变者，生中克也，克中生也，生不全生也，克不全克也，生畏克而不敢生也，克畏生而不敢克也。雷公曰：何以见生中之克乎？岐伯曰：肾生肝，肾中无水，水涸而火腾矣，肝木受焚，肾何生乎？肝生心，肝中无水，水燥而木焦矣，心火无烟，肝何生乎。心，君火也，包络，相火也，二火无水，时自炎也。土不得火之生，反得火之害矣。脾生肺金也，土中无水，干土何以生物，烁石流金，不生金，反克金矣。肺生肾水也，金中无水，死金何以出泉，崩炉飞汞，不生水反克水矣。盖五行多水则不生，五行无水亦不生也。雷公曰：何以见克中之生乎？岐伯曰：肝克上，土得木以疏通，则土有生气矣。脾克水，水得土而畜积，则土有生基矣。肾克火，火得水以相济，则火有神光矣。心克金，然肺金必得心火以锻炼也。肺克木，然肝木必得肺金以斫削也。非皆克以生之乎。雷公曰：请言生不全生。岐伯曰：生不全生者，专言肾水也。各脏腑无不取资于肾，心得肾水而神明焕发也，脾得肾水而精微化导也，肺得肾水而清肃下行也，肝得肾水而谋虑决断也，七腑亦无不得肾水而布化也。然而取资多者，分给必少矣，亲于此者疏于彼，厚于上者薄于下，此生之所以难全也。雷公曰：请言克不全克。岐伯曰：克不全克者，专言肾火也。肾火易动难静，易逆难顺，易上难下。故一动则无不动矣，一逆则无不逆矣，一上则无不上矣。腾于心，燥烦矣；入于脾，干涸矣；升于肺，喘嗽矣；流于肝，焚烧矣；冲击于七腑，燥渴矣。虽然肾火乃雷火也，亦龙火也，龙雷之火，其性虽猛，然聚则力专，分则势散，无乎不克，反无乎全克矣。雷公曰：生畏克而不敢生者若何？岐伯曰：肝木生心火也，而肺金太旺，肝畏肺克，不敢生心，则心气转弱，金克肝木矣。心火生胃土也，而肾火太旺，不敢生胃，则胃气更虚，水侵胃土矣。心包之火生脾土也，而肾水过泛，不敢生脾，则脾气加困，水欺脾土矣。脾胃之土生肺金也，而肝木过刚，脾胃畏肝，不敢生肺，则肺气愈损，木侮脾胃矣。肺金生肾水也，而心火过炎，肺畏心克，不敢生肾，则肾气益枯，火刑肺金矣。肾水生肝木也，而脾胃过燥，肾畏脾胃之土，不敢生肝，则肝气更凋，土制肾水矣。雷公曰：何法以制之乎？岐伯曰：制克以遂其生，则生不畏克，助生而忘其克，则克即为生。雷公曰：善。克畏生而不敢克者，又若何？岐伯曰：肝木之盛，由于肾水之旺也，木旺而肺气自衰，柔金安能克刚木乎。脾胃土盛，由于心火之旺也，土旺而肝气自弱，僵木能克焦土乎。肾水之盛，由肺金之旺也，水旺而脾土自微，浅土能克湍水乎。心火之盛，由于肝木之旺也，火旺而肾气必虚，弱水能克烈火乎。肺金之盛，由于脾土之旺也，金盛而心气自怯，寒火能克顽金乎。雷公曰：何法以制之？岐伯曰：救其生不必制其克，则弱多为强，因其克反更培其生，则衰转为盛。雷公曰：善。

陈士铎曰：五行生克，本不可颠倒，不可颠倒而颠倒者，言生克之变也。篇中专言其变而变不可穷矣，当细细观之。

小心真主篇

为当问于岐伯曰：物之生也，生于阳；物之成也，成于阴。阳，火也；阴，水也。二者在身，藏于何物乎？岐伯曰：大哉问也。阴阳有先后天之殊也。后天之阴阳藏于各脏腑，先天之阴阳藏于命门。为当曰：命门何物也？岐伯曰：命门者，水火之源。水者，阴中之水也；火者阴中之火也。为当曰：水火均属阴，是命门藏阴不藏阳也，其藏阳又何所乎？岐伯曰：命门藏阴，即藏阳也。为当曰：其藏阴即藏阳之义何居？岐伯曰：阴中之水者，真水也；阴中之火者，真火也。真火者，真水之所生；真水者，真火之所生也。水生于火者，火中有阳也；火生于水者，水中有阳也。故命门之火谓之原气，命门之水谓之原精，精旺则体强，气旺则形壮。命门水火，实藏阴阳，所以为十二经之主也，主者，即十二官之化源也。命门之精气尽则水火两亡，阴阳间隔，真息不调，人病辄死矣。为当曰：阴阳有偏胜何也？岐伯曰：阴胜者，非阴盛也，命门火微也；阳胜者，非阳盛也，命门水竭也。为当曰：阴胜在下，阳胜在上者何也？岐伯曰：阴胜于下者，水竭其源则阴不归阳矣；阳胜于上者，火衰其本则阳不归阴矣。阳不归阴则火炎于上而不降，阴不归阳则水沉于下而不升。可见命门为水火之府也，阴阳之宅也，精气之根也，死生之窦也。为当曰：命门为十二官之主，寄于何脏？岐伯曰：七节之旁，中有小心，小心即命门也。为当曰：鬲肓之上，中有父母，非小心之谓欤？岐伯曰：鬲肓之上，中有父母者，言三焦包络也，非言小心也，小心在心之下，肾之中。

陈士铎曰：小心在心肾之中，乃阴阳之中也。阴无阳气则火不生，阳无阴气则水不长，世人错认小心在鬲肓之上，此命门真主不明也，谁知小心即命门哉。

水不克火篇

大封司马问于岐伯曰：水克火者也，人有饮水而火不解者，岂水不能制火乎？岐伯曰：人生于火，养于水。水养火者，先天之真水也。水克火者，后天之邪水也。饮水而火热不解者，外水不能救内火也。大封司马曰：余终不解其义，幸明示之。岐伯曰：天开于子，地辟于丑，人生于寅，寅实有火也。天地以阳气为生，以阴气为杀。阳即火，阴即水也。然而火不同，有形之火，离火也；无形之火，乾火也。有形之火，水之所克；无形之火，水之所生。饮水而火不解者，无形之火得有形之水而不相入也，岂惟不能解，且有激之而火炽者。大封司马曰：然则水不可饮乎？岐伯曰：水可少饮以解燥，不可畅饮以解氛。大封司马曰：此何故乎？岐伯曰：无形之火旺则有形之火微，无形之火衰则有形之火盛，火得水反炽，必多饮水也，水多则无形之火因之益微矣，无形之火微而有形之火愈增酷烈之势，此外水之所以不能救内火，非水之不克火也。大封司马曰：何以治之？岐伯曰：补先天无形之水，则无形之火自息矣。不可见其火热，饮水不解，劝多饮以速亡也。

陈士铎曰：水分有形无形，何疑於水哉。水克有形之火，难克无形之火，故水不可饮也。说得端然实理，非泛然而论也。

三关升降篇

巫咸问曰：人身三关，在何经乎？岐伯曰：三关者，河车之关也。上玉枕，中肾脊，下尾闾。巫咸曰：三关何故关人生死乎？岐伯曰：关人生死，故名曰关。巫咸曰：请问生死之义？岐伯曰：命门者，水中火也。水火之中实藏先天之气。脾胃之气，后天之气也。先天之气不交于后天，则先天之气不长；后天之气不交于先天，则后天之气不化，二气必昼夜交而后生生不息也。然而后天之气必得先天之气，先交而后生，而先天之气必由下而上升，降诸脾胃，以分散于各脏腑。三关者，先天之气所行之径道也。气旺则升降无碍，气衰则阻，阻则人病矣。巫咸曰：气衰安旺乎？岐伯曰：助命门之火，益肾阴之水，则气自旺矣。巫咸曰：善。

陈士铎曰：人有三关，故可生可死。然生死实在先天，不在后天也。篇中讲后天者返死而生，非爱生而恶死，人能长守先天，何恶先天之能死乎。

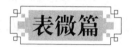

表微篇

奚仲问于岐伯曰：天师《阴阳别论》中有阴结、阳结之言，结在脏乎？抑结在腑乎？岐伯曰：合脏腑言之也。奚仲曰：脏阴腑阳，阴结在脏，阳结在腑乎？岐伯曰：阴结、阳结者，言阴阳之气结也，合脏腑言之，非阳结而阴不结，阴结而阳不结也。阴阳之道，彼此相根，独阳不结，独阴亦不结也。奚仲曰：《阴阳别论》中又有刚与刚之言，言脏乎？言腑乎？岐伯曰：专言脏腑也。阳阴气不和，脏腑有过刚之失，两刚相遇，阳过旺阴不相接也。奚仲曰：脏之刚乎？抑腑之刚乎？岐伯曰：脏刚传腑则刚在脏也，腑刚传脏则刚在腑也。奚仲曰：《阴阳别论》中又有阴搏、阳搏之言，亦言脏腑乎？岐伯曰：阴搏、阳搏者，言十二经之脉，非言脏腑也。虽然十二脏腑之阴阳不和，而后十二经脉始现阴阳之搏，否则搏之象不现于脉也。然则阴搏、阳搏言脉而即言脏腑也。奚仲曰：善。

陈士铎曰：阳结、阴结，阴搏、阳搏，俱讲得微妙。

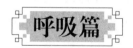

呼吸篇

雷公问于岐伯曰：人气之呼吸，应天地之呼吸乎？岐伯曰：天地人同之。雷公曰：心肺主呼，肾肝主吸，是呼出乃心肺也，吸入乃肾肝也，何有时呼出不属心肺而属肾肝，吸入不属肾肝而属心肺乎？岐伯曰：一呼不再呼，一吸不再吸，故呼中有吸，吸中有呼也。雷公曰：请悉言之。岐伯曰：呼出者，阳气之出也，吸入者，阴气之入也，故呼应天而吸应地。呼不再呼，呼中有吸也，吸不再吸，吸中有呼也。故呼应天而亦应地，吸应地而亦应天。所以呼出心也，肺也，从天言之也；吸入肾也，肝也，从地言之也。呼出肾也肝也，从地言之也；吸入心也，肺也，从天言之也。盖独阳不生，呼中有吸者，阳中有阴也；独阴不长，吸中有呼者，阴中有阳也。天之气不降，则地之气不升，地之气不升，则天之气不降。天之气下降者，即天之气呼出也，地之气上升者，即地之气吸入也。故呼出心肺，阳气也，而肾肝阴气辄随阳而俱出矣。吸入肾肝，阴气也，而心肺阳气辄随阴而俱入矣。所以阴阳之气虽有呼吸，而阴阳之根无间隔也。呼吸之间，虽有出入，而阴阳之本无两岐也。雷公曰：善。

陈士铎曰：呼中有吸，吸中有呼，是一是二，人可参天地也。

脉动篇

雷公问于岐伯曰：手太阴肺，足阳明胃，足少阴肾，三经之脉，常动不休者何也？岐伯曰：脉之常动不休者，不止肺胃肾也。雷公曰：何以见之？岐伯曰：四末阴阳之会者，气之大络也。四街者，气之曲径也。周流一身，昼夜环转，气无一息之止，脉无一晷之停也。肺胃肾脉独动者，胜于各脏腑耳，非三经之气独动不休也。夫气之在脉也，邪气中之也。有清气中之，有浊气中之，邪气中之也。清气中在上，浊气中在下，此皆客气也。见于脉中，决于气口。气口虚，补而实之；气口盛，泻而泄之。雷公曰：十二经动脉之穴，可悉举之乎？岐伯曰：手厥阴心包经动脉，在手之劳宫也。手太阴肺经动脉，在手之大渊也。手少阴心经动脉，在手之阴郄也。足太阴脾经动脉，在腹冲门也。足厥阴肝经动脉，在足之太冲也。足少阴肾经动脉，在足之太谿也。手少阳三焦经动脉，在面之和髎也。手太阳小肠经动脉，在项之天窗也。手阳明大肠经动脉，在手之阳谿也。足太阳膀胱经动脉，在足之委中也。足少阳胆经动脉，在足之悬钟也。足阳明胃经动脉，在足之冲阳也。各经时动时止，不若胃为六腑之原，肺为五脏之主，肾为十二经之海，各常动不休也。

陈士铎曰：讲脉之动处，俱有条理，非无因之文也。

瞳子散大篇

云师问于岐伯曰：目病瞳子散大者何也？岐伯曰：必得之内热多饮也。云师曰：世人好饮亦常耳，未见瞳子皆散大也。岐伯曰：内热者，气血之虚也，气血虚则精耗矣。五脏六腑之精，皆上注于目，瞳子尤精之所注也。精注瞳子而目明，精不注瞳子而目暗。今瞳子散大，则视物必无准矣。云师曰：然往往视小为大也。岐伯曰：瞳子之系通于脑，脑热则瞳子亦热，热极而瞳子散大矣。夫瞳子之精，神水也。得脑气之热，则水中无非火气，火欲爆而光不收，安得不散大乎？云师曰：何火之虐乎？岐伯曰：必饮火酒兼食辛热之味也。

火酒大热，得辛热之味以助之，则益热矣。且辛之气散，而火酒者，气酒也，亦主散，况火酒至阳之味，阳之味必升于头面，火热之毒直归于脑中矣，脑中之精最恶散而最易散也，得火酒辛热之气，有随入随散者，脑气既散于中，而瞳子散大应于外矣。彼气血未虚者，脑气尚不至尽散也，故瞳子亦无散大之象，然目则未有不昏者也。云师曰：善。

陈士铎曰：瞳子散大，不止于酒，大约肾水不足，亦能散大。然水之不足，乃火之有余也，益其阴而火降，火降而散大者不散大也，不可悟火之虐乎？必认作火酒之一者，尚非至理。

外经微言六卷

诊原篇

雷公问于岐伯曰：五脏六腑各有原穴，诊之可以知病，何也？岐伯曰：诊脉不若诊原也。雷公曰：何谓也？岐伯曰：原者，脉气之所注也。切脉之法繁而难知，切腧之法约而易识。雷公曰：请言切腧之法。岐伯曰：切腧之法，不外阴阳。气来清者阳也，气来浊者阴也，气来浮者阳也，气来沉者阴也。浮而无者，阳将绝也；沉而无者，阴将绝也。浮而清者，阳气之生也；沉而清者，阴气之生也。浮而浊者，阴血之长也；浮而清者，阳血之长也。以此诊腧，则生死浅深如见矣。

陈士铎曰：诊原法不传久矣，天师之论真得其要也。

精气引血篇

力牧问于岐伯曰：九窍出血何也？岐伯曰：血不归经耳。力牧曰：病可疗乎？岐伯曰：疗非难也。引其血之归经则瘥矣。力牧曰：九窍出血，脏腑之血皆出矣，难疗而曰易疗者，何也？岐伯曰：血失一经者重，血失众经者轻。失一经者，伤脏腑也，失众经者，伤经络也。力牧曰：血已出矣，何引而归之？岐伯曰：补气以引之，补精以引之也。力牧曰：气虚则血难摄，补气摄血，则余已知之矣，补精引血，余实未知也。岐伯曰：血之妄行，由肾火之乱动也，肾火乱动，由肾水之大衰也，血得肾火而有所归，亦必得肾水以济之也。夫肾水肾火，如夫妇之不可离也。肾水旺而肾火自归，肾火安而各经之血自息，犹妇在家而招其夫，夫既归宅，外侮辄散，此补精之能引血也。力牧曰：兼治之乎？抑单治之乎。岐伯曰：先补气，后补精，气虚不能摄血，血摄而精可生也。精虚不能藏血，血藏而气益旺也。故补气必须补精耳。力牧曰：善。虽然血之妄出，疑火之祟耳，不清火而补气，毋乃助火乎？岐伯曰：血至九窍之出，是火尽外泄矣，热变为寒，乌可再泄火乎？清火则血愈多矣。力牧曰：善。

陈士铎曰：失血补气，本是妙理，谁知补精即补气乎。补气寓於补精之中，补精寓于补血之内，岂是泛然作论者。寒变热，热变寒，参得个中趣，才是大罗仙。

天人一气篇

大挠问于岐伯曰：天有转移，人气随天而转移，其故何也？岐伯曰：天之转移，阴阳之气也，人之气亦阴阳之气也，安得不随天气为转移乎。大挠曰：天之气分春夏秋冬，人之气恶能分四序哉？天之气配日月支干，人之气恶能配两曜一旬十二时哉。岐伯曰：公泥于甲子以论天也。天不可测而可测，人亦不可测而可测也。天之气有春夏秋冬，人之气有喜怒哀乐，未尝无四序也。天之气有日月，人之气有水火，未尝无两曜也。天之气有甲乙丙丁戊已庚辛壬癸，人之气有阳跷阴跷带冲任督阳维阴维命门胞络，未尝无一句也。天之气有子丑寅卯辰巳午未申酉戌亥，人之气有心肝脾肺肾心包胆胃膀胱三焦大小肠，未尝无十二时也。天有气，人即有气以应之，天人何殊乎？大挠曰：天之气万古如斯，人之气何故多变动乎？岐伯曰：人气之变动，因乎人亦因乎天也。春宜温而寒，则春行冬令矣；春宜温而热，则春行夏令矣；春宜温而凉，则春行秋令矣。夏宜热而温，则夏行春令也；夏宜热而凉，则夏行秋令也；夏宜热而寒，则夏行冬令也。秋宜凉而热，非秋行夏令乎？秋宜凉而温，非秋行春令乎？秋宜凉而寒，非秋行冬令乎？冬宜寒而温，是冬行春令矣；冬宜寒而热，是冬行夏令矣；冬宜寒而凉，是冬行秋令矣。倒行逆施，在天既变动若此，欲人脏腑中不随天变动，必不得之数矣。大挠曰：天气变动，人气随天而转移，宜尽人皆如是矣，何以有变有不变也？岐伯曰：人气随天而变者，常也；人气不随天而变者，非常也。大挠曰：人气不随天气而变，此正人守其常也，天师谓非常者，予不得其旨，请言其变。岐伯曰：宜变而不变，常也，而余谓非常者，以其异于常人也。斯人也，必平日固守元阳，未丧其真阴者也。阴阳不凋，随天气之变动，彼自行其阴阳之正令，故能不变耳。大挠曰：彼变动者，何以治之？岐伯曰：有余者泻之，不足者补之，郁则达之，热则寒之，寒则温之，如此而已。

陈士铎曰：天人合一，安能变乎，说得合一之旨。

地气合人篇

大挠问曰：天人同气，不识地气亦同于人乎？岐伯曰：地气之合于人气，《素问》、《灵枢》已详哉言之，何公又问也？大挠曰：《内经》言地气，统天气而并论也，未尝分言地气。岐伯曰：三才并立，天气即合于地气，地气即合于人气，原不必分言之也。大挠曰：地气有独合于人气之时，请言其所以合也。岐伯曰：言其合则合，言其分则分。大挠曰：请言人之独合于地气。岐伯曰：地有九州，人有九窍，此人之独合于地也。大挠曰：《内经》言之矣。岐伯曰：虽言之，未尝分析之也。大挠曰：请言其分。岐伯曰：左目合冀，右目合雍，鼻合豫，左耳合扬，右耳合兖，口合徐，脐合荆，前阴合营，后阴合幽也。大挠曰：其病何以应之？岐伯曰：冀之地气逆而人之左目病焉，雍之地气逆而人之右目病焉，豫之地气逆而人之鼻病焉，扬之地气逆而人之左耳病焉，兖之地气逆而人之右耳病焉，徐之地气逆而人之口病焉，荆之地气逆而人之脐病焉，营之地气逆而人之前阴病焉，幽之地气逆而人之后阴病焉，此地气之合病气也。大挠曰：有验有不验何也？岐伯曰：验者，人气之漓也，不验者，人气之固也。固者多，漓者少，故验者亦少，似地气之不尽合人气也。然而，合者，理也。人挠曰：既有不验，恐非定理。岐伯曰：医统天地人以言道，乌可缺而不全乎？宁言地气，听其验不验也。大挠曰：善。

陈士铎曰：地气实合于天，何分于人乎？地气有验不验者，非分于地气，已说其合，胡必求其合哉。

三才并论篇

鬼臾区问曰：五运之会，以司六气，六气之变，以害五脏，是五运之阴阳，即万物之纲纪，变化之父母，生杀之本始也。夫子何以教区乎？岐伯曰：子言是也。臾区退而作《天元纪》各论，以广五运六气之义。岐伯曰：臾区之言，大而肆乎？虽然，执臾区之论概治五脏之病，是得一而失一也。臾区曰：何谓乎？岐伯曰：五运者，五行也。谈五运即阐五行也。然五行止有五，五运变成六。明者视六犹五也，昧者眩六为千矣。臾区曰：弟子之言非欤？岐伯曰：子言是也。臾区曰：弟子言是，夫子有后言，请巫焚之。岐伯曰：医道之大也，得子言，夫乃显，然而医道又微也，执子言，微乃隐，余所以有后言也。虽然，余之后言，正显子言之大也。臾区曰：请悉言之。岐伯曰：五运乘阴阳而变迁，五脏因阴阳而变动。执五运以治病，未必有合也，舍五运以治病，未必相离也。遗五运以立言，则医理缺其半，统五运以立言，则医道该其全，予故称子言之大而肆也。鬼臾区曰：请言缺半之理。岐伯曰：阴阳之气，有盈有虚，男女之形，有强有弱。盈者虚之兆，虚者盈之机，盖两相伏也。强者弱之媒，弱者强之福，盖两相倚也。合天地人以治邪，不可止执五运以治邪也。合天地人以扶正，不可止执五运以扶正也。鬼臾区曰：医道合天地人者，始无敝乎？岐伯曰：人之阴阳，与天地相合也。阳极生阴，阴极生阳，未尝异也。世疑阴多于阳，阴有群阴，阳无二阳也，谁知阳有二阳乎。有阳之阳，有阴之阳。君火为阳之阳，相火为阴之阳。人有君火相火，而天地亦有之，始成其为天，成其为地也。使天地无君火，万物何以昭苏，天地无相火，万物何以震动。天地之君火，日之气也；天地之相火，雷之气也。雷出于地而轰于天，日临于天而照于地，盖上下相合，人亦何独不然。合天地人以治病则得其全，执五运以治病则缺其半矣。鬼臾区稽首而叹曰：大哉圣人之言乎！区无以测师矣。

陈士铎曰：六气即五行之论，知五行即知六气矣。世不知五运，即不知五行也，不知五行，即不知六气矣。

五运六气离合篇

鬼臾区问曰：五运与六气并讲，人以为异，奈何？岐伯曰：五运非六气则阴阳难化，六气非五运则疾病不成，二者合而不离也。夫寒暑湿燥风火，此六气也；金木水火土，此五运也。六气分为六，五运分为五，何不可者。讵知六气可分而五运不可分也。盖病成于六气，可指为寒暑湿燥风火，病成于五运，不可指为金木水火土。以金病必兼水，水病必兼木，木病必兼火，火病必兼土，土病必兼金也。且有金病而木亦病，木病而土亦病，土病而水亦病，水病而火亦病，火病而金亦病也。故六气可分门以论症，五运终难拘岁以分门，诚以六气随五运以为转移，五脏因六气为变乱，此分之不可分也。鬼臾区曰：然则何以治六气乎？岐伯曰：五运之盛衰，随五脏之盛衰为强弱，五脏盛而六气不能衰，五脏强而六气不能弱，逢司天在泉之年，寒暑湿燥风火有病有不病者，正五脏强而不弱也，所以五脏盛者，何畏运气之侵哉。鬼臾曰：善。

陈士铎曰：六气之病因五脏之不调也，五脏之不调即五行之不正也，调五行即调六气矣。

六气分门篇

雷公问于岐伯曰：五运六气合而不离，统言之可也，何鬼臾区分言之多乎？岐伯曰：五运不可分，六气不可合，雷公曰：其不可合者何也？岐伯曰：六气之中有暑火之异也。雷公曰：暑火皆火也，何分乎？岐伯曰：火不一也。暑，外火，火，内火也。雷公曰：等火耳，火与火相合而相应也，奈何异视之？岐伯曰：内火之动，必得外火之引，外火之侵，必得内火之召也，似可合以立论，而终不可合以分门者，内火与外火异也。盖外火，君火也；内火，相火也。君火即暑，相火即火，暑乃阳火，火乃阴火。火性不同，乌可不区而别乎？六气分阴阳，分三阴三阳也。三阴三阳中分阳火阴火者，分君相之二火也。五行概言火而不分君相，六气分言火而各配支干，二火分配而暑与火各司其权，各成其病矣，故必宜分言之也。臾区之说非私言也，实闻予论而推广之。雷公曰：予昧矣，请示世之不知二火者。

陈士铎曰：五行止有一火，六气乃有二火，有二火乃分配支干矣。支干虽分，而君相二火实因六气而异，言之於不可异而异者，异之於阴阳之二火也。

六气独胜篇

雍父问曰：天地之气，阴阳尽之乎？岐伯曰：阴阳足以包天地之气也。虽然阴阳之中变化错杂，未可以一言尽也。雍父曰：请言其变。岐伯曰：六气尽之矣。雍父曰：六气是公之已言也，请言所未言。岐伯曰：六气之中，有余不足，胜复去留，奥区言之矣，尚有一端未言也。遇司天在泉之年，不随天地之气转移，实有其故，不可不论也。雍父曰：请悉论之。岐伯曰：辰戌之岁，太阳司天，而天柱不能窒抑之，此肝气之胜也。巳亥之岁，厥阴司天，而天蓬不能窒抑之，此心气之胜也。丑未之岁，太阴司天，而天蓬不能窒抑之，此包络之气胜也。子午之岁，少阴司天，而天冲不能窒抑之，此脾气之胜也。寅申之岁，少阳司天，而天英不能窒抑之，此肺气之胜也。卯酉之岁，阳明司天，而天芮不能窒抑之，此肾气之胜也。雍父曰：司天之胜，予知之矣，请言在泉之胜。岐伯曰：丑未之岁，太阳在泉，而地晶不能窒抑之，此肝胆之气胜也。寅申之岁，厥阴在泉，而地玄不能窒抑之，此心与小肠之气胜也。辰戌之岁，太阴在泉，而地玄不能窒抑之，此包络三焦之气胜也。卯酉之岁，少阴在泉，而地苍不能窒抑之，此脾胃之气胜也。巳亥之岁，少阳在泉，而地彤不能窒抑之，此肺与大肠之气胜也，子午之岁，阳明在泉，而地阜不能窒抑之，此肾与膀胱之气胜也。雍父曰：予闻顺天地之气者昌，逆天地之气者亡，今不为天地所窒抑，是逆天地矣，不夭而独存，何也？岐伯曰：顺之昌者，顺天地之正气也；逆之亡者，逆天地之邪气也。顺可逆而逆可顺乎？雍父曰：同是人也，何以能独胜乎？岐伯曰：人之强弱不同，纵欲与节欲异也。雍父曰：善。

陈士铎曰：天蓬、地玄，独有二者，正分其阴阳也。阴阳同而神亦同者，正显其顺逆也，可见宜顺不宜逆矣。

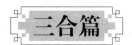

三合篇

雷公问曰：寒暑燥湿风火，此六气也，天地之运化，何合于人而生病？岐伯曰：五行之生化也。雷公曰：人之五脏分金木水火土，彼此有胜负而人病，此脏腑之自病也，何关于六气乎？岐伯曰：脏腑之五行，即天之五行，地之五行也，天地人三合而生化出矣。雷公曰：请问三合之生化？岐伯曰：东方生风，风生木，木生酸，酸生肝，肝生筋，筋生心，在天为风，在地为木，在体为筋，在气为柔，在脏为肝，其性为瞬，其德为和，其用为动，其色为苍，其化为荣，其虫毛，其政为散，其令宣发，其变摧拉，其眚陨落，其味为酸，其志为怒，怒伤肝，悲胜怒，风伤肝，燥胜风，酸伤筋，辛胜酸，此天地之合人肝也。南方生热，热生火，火生苦，苦生心，心生血，血生脾，在天为热，在地为火，在体为脉，在气为炎，在脏为心，其性为暑，其德为显，其用为躁，其色为赤，其化为茂，其虫羽，其政为明，其令郁蒸，其变炎烁，其眚燔焫，其味为苦，其志为喜，喜伤心，恐胜喜，热伤气，寒胜热，苦伤气，咸胜苦，此天地之合人心也。中央生湿，湿生土，土生甘，甘生脾，脾生肉，肉生肺，在天为湿，在地为土，在体为肉，在气为充，在脏为脾，其性静坚，其德为濡，其用为化，其色为黄，其化为盈，其虫倮，其政为谧，其令云雨，其变动注，其眚淫溃，其味为甘，其志为思，思伤脾，怒胜思，湿伤肉，风胜湿，甘伤脾，酸胜甘，此天地之合人脾也。西方生燥，燥生金，金生辛，辛生肺，肺生皮毛，在天为燥，在地为金，在体为皮毛，在气为成，在脏为肺，其性为凉，其德为清，其用为固，其色为白，其化为敛，其虫介，其政为劲，其令雾露，其变肃杀，其眚苍落，其味为辛，其志为忧，忧伤肺，喜胜忧，热伤皮毛，寒胜热，辛伤皮毛，苦胜辛，此天地之合人肺也。北方生寒，寒生水，水生咸，咸生肾，肾生骨髓，髓生肝，在天为寒，在地为水，在体为骨，在气为坚，在脏为肾，其性为凛，其德为寒，其用为藏，其色为黑，其化为肃，其虫鳞，其政为静，其令为寒，其变凝冽，其眚冰雹，其味为咸，其志为恐，恐伤肾，思胜恐，寒伤血，燥胜寒，咸伤血，甘胜咸，此天地之合人肾也。五脏合金木水火土，斯化生之所以出也。天地不外五行，安得不合哉。雷公曰：五行止五，不应与六气合也。岐伯曰：六气即五行也。雷公曰：五行五而六气六，何以相合乎？岐伯曰：使五行止五，则五行不奇矣，五行得六气，则五行之变化无穷，余所以授六气之论，而奥区乃肆言之也。雷公曰：六气之中各配五行，独火有二，此又何故？岐伯曰：火有君相之分耳。人身火多于水，五脏之中，无脏非火也，是以天地之火亦多于金木水土也，正显天地之合于人耳。雷公曰：大哉言乎！释蒙解惑，非天师之谓欤。请载登六气之篇。

陈士铎曰：五行不外五脏，五脏即六气之论也。因五行止有五，惟火为二，故六气合二火而论之，其实合五脏而言之也。

外经微言七卷

四时六气异同篇

天老问曰：五脏合五时，六经应六气，然《诊要经终篇》以六气应五脏而终于六经，《四时刺逆从论》以六经应四时而终于五脏，《诊要篇》以经脉之生于五脏而外合于六经，《四时刺逆从论》以经脉本于六气而外连于五脏，何也？岐伯曰：人身之脉气，上通天，下合地，未可一言尽也，故彼此错言之耳。天老曰：章句同而意旨异，不善读之，吾恐执而不通也。岐伯曰：医统天地人以立论，不知天，何知地，不知地，何知人，脉气循于皮肉筋骨之间，内合五行，外合六气，安得一言而尽乎，不得不分之以归于一也。天老曰：请问归一之旨。岐伯曰：五时之合五脏也，即六气之合五脏也；六气之应六经也，即五时之应六经也。知其同，何难知异哉。天老曰：善。

陈士铎曰：何尝异，何必求同，何尝同，不妨言异，人惟善求之可耳。

司天在泉分合篇

天老问曰：司天在泉，二气相合，主岁何分？岐伯曰：岁半以上，天气主之，岁半以下，地气主之。天老曰：司天之气主上半岁乎？在泉之气主下半岁乎？岐伯曰：然。天老曰：司天之气何以主上半岁也？岐伯曰：春夏者，天之阴阳也，阳生阴长，天之气也，故上半岁主之。天老曰：在泉之气何以主下半岁也？岐伯曰：秋冬者，地之阴阳也，阴杀阳藏，地之气也，故下半岁主之。天老曰：一岁之中，天地之气截然分乎？岐伯曰：天地之气，无日不交。司天之气始于地之左，在泉之气本乎天之右，一岁之中，互相感召，虽分而实不分也。天老曰：然则司天在泉何必分之乎？岐伯曰：不分言之，则阴阳不明，奚以得阴中有阳，阳中有阴之义乎。司天之气始于地而终于天，在泉之气始于天而终于地，天地升降环转不息，实有如此，所以可合而亦可分之也。天老曰：司天之气何以始于地？在泉之气何以始于天乎？岐伯曰：司天之气始于地之左，地中有天也；在泉之气始于天之右，天中有地也。天老曰：善。

陈士铎曰：司天在泉，合天地以论之，才是善言天地者。

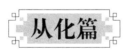

从化篇

天老问曰：燥从热发，风从燥起，埃从风生，雨从湿注，热从寒来，其故何欤？岐伯曰：五行各有胜，亦各有制也。制之太过，则受制者应之，反从其化也。所以热之极者，燥必随之，此金之从火也。燥之极者，风必随之，此木之从金也。风之极者，尘霾随之，此土之从木也。湿蒸之极者，霖雨随之，此水之从土也。阴寒之极者，雷电随之，此火之从水也。乃承制相从之理，何足异乎。天老曰：何道而使之不从乎？岐伯曰：从火者润其金乎，从金者抒其木乎，从木者培其土乎，从土者导其水乎，从水者助其火乎，毋不足，毋有余，得其平而不从矣。天老曰：润其金而金仍从火，抒其木而木仍从金，培其土而土仍从木，导其水而水仍从土，助其火而火仍从水，奈何？岐伯曰：此阴阳之已变，水火之已漓，非药石针灸之可疗也。

陈士铎曰：言浅而论深。

冬夏火热篇

胡孔甲问于岐伯曰：冬令严冷凛冽之气逼人肌肤，人宜畏寒，反生热症，何也？岐伯曰：外寒则内益热也。胡孔甲曰：外寒内热，人宜同病，何故独热？岐伯曰：肾中水虚，不能制火，因外寒相激而火发也。人生无脏非火，无腑非火也，无不藉肾水相养，肾水盛则火藏，肾水涸则火动。内无水养，则内热已极，又得外寒束之，则火之郁气一发多不可救。胡孔甲曰：火必有所助而后盛，火发于外，外无火助，宜火之少衰，乃热病发于夏转轻，发于冬反重何也？岐伯曰：此正显火郁之气也。暑日气散而火难居，冬日气藏而火难泄。难泄而泄之，则郁怒之气所以难犯而转重也。胡孔甲曰：可以治夏者治冬乎？岐伯曰：辨其火热之真假耳，毋论冬夏也。胡孔甲曰：善。

陈士铎曰：治郁无他治之法，人亦治郁而已矣。

暑火二气篇

祝融问于岐伯曰：暑与火皆热症也，何六气分为二乎？岐伯曰：暑病成于夏，火病四时皆有，故分为二也。祝融问曰：火病虽四时有之，然多成于夏，热蕴于夏而发于四时，宜暑包之矣。岐伯曰：火不止成于夏，四时可成也。火宜藏，不宜发。火发于夏日者，火以引火也。其在四时虽无火之可发，而火蕴结于脏腑之中，每能自发，其酷烈之势较外火引之者更横，安可谈暑而不谈火乎。祝融曰：火不可发也，发则多不可救，与暑热之相犯有异乎？岐伯曰：暑与热同而实异也，惟其不同，故夏日之火，不可与春秋冬之火共论。惟其各异，即夏日之暑不可与夏日之火并举也。盖火病乃脏腑自生之热，非夏令暑热所成之火，故火症生于夏，仍是火症，不可谓火是暑，暑即是火也。祝融曰：暑火非一也，分二气宜矣。

陈士铎曰：暑与火不可并论，独土至理。

阴阳上下篇

常伯问于岐伯曰：阳在上，阴在下，阳气亦下行乎？岐伯曰：阴阳之气上下相同，阳之气未尝不行于下也。常伯曰：寒厥到膝不到颠，头痛到颠不到膝，非阴气在下，阳气在上之明验乎？岐伯曰：阴气生于阳，阳气生于阴，盖上下相通，无彼此之离也。阳气从阴出于经脉之外，阴气从阳入于经脉之中，始得气血贯通，而五脏七腑无不周遍也。寒厥到膝，阳不能达也，非阳气专在上而不在下也。

头痛到颠，阴不能降也，非阴气专在下而不在上也。天地不外阴阳，天地之阴阳不交，则寒暑往来、收藏生长咸无准实，人何独异哉。

陈士铎曰：阳宜达，阴宜降也，二者相反，则达者不达，降者不降矣。论理阳之达有降之势，阴之降有达之机，总贵阴阳之不可反也。

营卫交重篇

雷公问曰：阳气出于卫气，阴气出于营气。阴主死，阳主生。阳气重于阴气，宜卫气重于营气矣。岐伯曰：营卫交重也。雷公曰：请问交重之旨。岐伯曰：宗气积于上焦，营气出于中焦，卫气出于下焦。盖有天，有阳气，有阴气，人禀天地之二气，亦有阴阳。卫气即阳也，由下焦至中焦，以升于上焦，从阴出阳也。营气即阴也，由中焦至上焦，以降于下焦，从阳入阴也。二气并重，交相上下，交相出入，交相升降，而后能生气于无穷也。雷公曰：阴阳不可离，予既已知之矣，但阴气难升者谓何？岐伯曰：阴气精专，必随宗气以同行于经隧之中，始于手太阴肺经太渊穴，而行于手阳明大肠经，足阳明胃经，足太阴脾经，手少阴心经，手太阳小阳经，足太阳膀胱经，足少阴肾经，手厥阴心包经，手少阳三焦经，足少阳胆经，足厥阴肝经，而又始于手太阴肺经。盖阴在内，不在外。阴主守内，不主卫外。纡折而若难升，实无咎之不升也。故营卫二气，人身并重，未可重卫轻营也。雷公曰：善。

陈士铎曰：营卫原并重也，世重卫而轻营者，不知营卫也。

五脏互根篇

雷公问于岐伯曰：阳中有阴，阴中有阳，余既知之矣，然论阴阳之变迁也，未知阴中有阳，阳中有阴，亦有定位乎？岐伯曰：阴阳互相根也，原无定位，然求其位亦有定也。肺开窍于鼻，心开窍于舌，脾开窍于口，肝开窍于目，肾开窍于耳，厥阴与督脉会于巅，此阳中有阴，阴居阳位也。肝与胆为表里，心与小肠为表里，肾与膀胱为表里，脾与胃为表里，肺与大肠为表里，包络与三焦为表里，此阴中有阳，阳居阴位也。雷公曰：请言互根之位。岐伯曰：耳属肾而听声，声属金，是耳中有肺之阴也。鼻属肺而闻臭，臭属火，是鼻中有心之阴也。舌属心而知肺味，味属土，是舌中有脾之阴也。目有五轮，通贯五脏，脑属肾，各会诸体，是耳与脑有五脏之阴也。大肠俞在脊十六椎旁，胃俞在脊十二椎旁，小肠俞在背第十八椎，胆俞在脊十椎旁，膀胱俞在中膂第二十椎，三焦俞在肾俞之上，脊第十三椎之旁，包络无俞，寄于膈俞，在上七椎之旁，是七腑阳中有阴之位也。惟各有位，故其根生生不息也，否则虚器耳，何根之有哉。雷公曰：善。

陈士铎曰：阴中有阳，阳中有阴，无位而有位者，以阴阳之有根也。

八风固本篇

雷公问于岐伯曰：八风出于天乎？出于地乎？抑出于人乎？岐伯

曰：八风出于天地人身之五风，合而成病，人无五风，天地之风不能犯也。雷公曰：请问八风之分天地也。岐伯曰：八风者，春夏秋冬东西南北之风也。春夏秋冬之风，时令之风也，属于天。东西南北之风，方隅之风也，属于地。然而地得天之气，风乃长，天得地之气，风乃大，是八风属于天地，可分而不可分也。雷公曰：人之五风，何以合天地乎？岐伯曰：五风者，心肝脾肺肾之风也，五脏虚而风生矣。以内风召外风，天地之风始翕然相合。五脏不虚，内既无风，外风何能入乎？雷公曰：风既入矣，祛外风乎？抑消内风乎？岐伯曰：风由内召，不治内将何治乎。雷公曰：治内风而外风不散奈何？岐伯曰：内风不治，外风益入，安得散乎？治脏固其本，治风卫其标，善治八风者也。雷公曰：何言之善乎！请志之传示来者。

　　陈士铎曰：小风之来，皆外感也。外感因于内招，故单治内不可也，单治外亦不可也，要在分之中宜合，合之中宜分也。

外经微言八卷

八风命名篇

少俞问岐伯曰：八风分春夏秋冬东西南北乎？岐伯曰：然。少俞曰：东西南北不止四风，合之四时，则八风不足以概之也。岐伯曰：风不止八，而八风实足概之。少俞曰：何谓也？岐伯曰：风从东方来，得春气也；风从东南来，得春气而兼夏气矣；风从南方来，得夏气也；风从西南来，得夏气而兼秋气矣；风从西方来，得秋气也；风从西北来，得秋气而兼冬气矣；风从北方来，得冬气也；风从东北来；得冬气而兼春气矣，此方隅时令合而成八也。少俞曰：八风有名乎？岐伯曰：东风名和风也，东南风名薰风也，南风名热风也，西南风名温风也，西风名商风也，西北风名凉风也，北风名寒风也，东北风名阴风也，又方隅时令合而名之也。少俞曰：其应病何如乎？岐伯曰：和风伤在肝也，外病在筋；薰风伤在胃也，外病在肌；热风伤在心也，外病在脉；温风伤在脾也，外病在腹；商风伤在肺也，外病在皮；凉风伤在膀胱也，外病在营卫；寒风伤在肾也，外病在骨；阴风伤在大肠也，外病在胸胁。此方隅时令与脏腑相合而相感也。然而脏腑内虚，八风因得而中之，邪之所凑，其气必虚，非空言也。少俞曰：人有脏腑不虚而八风中之者，又是何谓？岐伯曰：此暴风猝中，不治而自愈也。

陈士铎曰：八风之来，皆外感也。外感因于内召，故治内而外邪自散，若外自病者，不必治之。

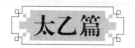

太乙篇

风后问于岐伯曰：八风可以占疾病之吉凶乎？岐伯曰：天人一理也，可预占以断之。风后曰：占之不验何也？岐伯曰：有验有不验者，人事之不同耳，天未尝不可占也。风后曰：请悉言之。岐伯曰：八风休咎，无日无时不可占也。如风从东方来，寅卯辰时则顺，否则逆矣，逆则病。风从北方来，申酉戌时则顺，否则逆矣，逆则病。风从南方来，巳午未时则顺，否则逆矣，逆则病。风从北方来，亥子丑时则顺，否则逆矣，逆则病。风后曰：予闻古之占风也，多以太乙之日为主。天师曰：无日无时不可占也，恐不可为训乎？岐伯曰：占风以太乙日，决病所以验不验也。风后曰：舍太乙以占吉凶，恐不验更多耳。岐伯曰：公何以信太乙之深也。风后曰：太乙移日，天必应之风雨，风雨和则民安而病少，风雨暴则民劳而病多。太乙在冬至日有变，占在君；太乙在春分日有变，占在相；太乙在中宫日有变，占在相吏；太乙在秋分日有变，占在将；太乙在夏至日有变，占在民。所谓有变者，太乙居五宫之日，得非常之风也。各以其所主占之，生吉克凶，多不爽也。岐伯曰：请言风雨之暴。风后曰：暴风南方来，其伤人也，内舍于心，外在脉，其气主热。暴风西南方来，其伤人也，内舍于脾，外在肌，其气主弱。暴风西方来，其伤人也，内舍于肺，外在皮肤，其气主燥。暴风西北方来，其伤人也，内舍于小肠，外在手太阳脉，脉绝则溢，脉闭则结不通，善暴死，其气主清。暴风从北方来，其伤人也，内舍于肾，外在骨与肩背之膂筋，其气主寒。暴风东北方来，其伤人也，内舍于大肠，外在两胁腋骨下及肢节，其气主温。暴风东方来，其伤人也，内舍于肝，外在筋纽，其气主湿。暴风东南方来，其伤人也，内舍于胃，外在肌肉，其气主重着。言风而雨概之矣。岐伯曰：人见风辄病者，岂皆太乙之移日乎？执太乙以占风，执八风以治病，是泥于论风也。夫百病皆始于风，人之气血虚馁，风乘虚辄入矣，何待太乙居宫哉。

陈士铎曰：人病全不在太乙，说得澹而有味。

亲阳亲阴篇

风后问于岐伯曰：风与寒异乎？岐伯曰：异也。曰：何异乎？岐伯曰：风者，八风也；寒者，寒气也。虽风未有不寒者，要之风各异也。风后曰：风与寒有异，入人脏腑，亦有异乎？岐伯曰：风入风府，寒不入风府也。风后曰：其义何居？岐伯曰：风，阳邪；寒，阴邪。阳邪主降，阴邪主升。主降者，由风府之穴而入，自上而下也；主升者，不由风府，由脐之穴而入，自下而上也。风后曰：阴邪不从风府入，从何穴而入乎？岐伯曰：风府之穴，阳经之穴也；脐之穴，阴经之穴也。阳邪从阳而入，故风入风门也；阴邪从阴而入，故寒入脐也。阳亲阳，阴亲阴，此天地自然之道也。风后曰：风穴招风，寒穴招寒。风门，风穴也，宜风之入矣。脐非寒穴也，何寒从脐入乎？岐伯曰：脐非寒穴，通于命门，命门火旺则寒不能入，命门火衰则腹内阴寒，脐有不寒者乎？阴寒之邪遂乘虚寒之隙，夺脐而入矣，奚论寒穴哉。风后曰：善。

陈士铎曰：阳邪入风府，阴邪入脐，各有道路也。

异传篇

雷公问曰：各脏腑之病皆有死期，有一日即死者，有二三日死者，有四五日死者，有五六日至十余日死者，可晰言之乎？岐伯曰：病有传经不传经之异，故死有先后也。雷公曰：请问传经。岐伯曰：邪自外来，内入脏腑，必传经也。雷公曰：请问不传经。岐伯曰：正气虚自病，则不传经也。雷公曰：移寒移热，即传经之谓乎？岐伯曰：移即传之义，然移缓传急。雷公曰：何谓乎？岐伯曰：移者，脏腑自移；传者，邪不欲在此腑而传之彼脏也。故移之势缓而凶，传之势急而暴，其能杀人则一也。雷公曰：其传经杀人若何？岐伯曰：邪入于心一日死，邪入于肺，三日传于肝，四日传于脾，五日传于胃，十日死。邪入于肝，三日传于脾，五日传于胃，十日传于肾，又三日邪散而愈，否则死。邪入于脾，一日传于胃，二日传于肾，三日传于膀胱，十四日邪散而愈，否则死。邪入于胃，五日传于肾，八日传于膀胱，又五日传于小肠，又二日传于心则死。邪入于肾，三日传于膀胱，又三日传于小肠，又三日传于心则死。邪入于膀胱，五日传于肾，又一日传于小肠，又一日传于心则死。邪入于胆，五日传于肺，又五日传于肾，又五日传于心则死。邪入于三焦，一日传于肝，三日传于心则死。邪入于胞络，一日传于胃，二日传于胆，三日传于脾，四日传于肾，五日传于肝，不愈则再传，再传不愈则死。邪入于小肠，一日传于膀胱，二日传于肾，三日传于包络，四日传于胃，五日传于脾，六日传于肺，七日传于肝，八日传于胆，九日传于三焦，十日传于大肠，十一日复传于肾，如此再传，不已则死。邪入于大肠，一日传于小肠，二日传于三焦，三日传于肺，四日传于脾，五日传于肝，六日传于肾，七日传于心则死。不传心，仍传小肠则生也。邪入于胆，往往不传，故无死期可定，然邪入于胆，往往如见鬼神，有三四日即死者，此热极自焚也。雷公曰：善。

陈士铎曰：移缓传急，确有死期可定，最说得妙。

伤寒知变篇

雷公问曰：伤寒一日，巨阳受之，何以头项痛，腰脊强也？岐伯曰：巨阳者，足太阳也。其脉起于目内眦，上额交巅，入络脑，还出别下项，循肩膊内，挟脊抵腰中。寒邪必先入于足太阳之经，邪入足太阳，则太阳之经脉不通，为寒邪所据，故头项痛，腰脊强也。雷公曰：二日阳明受之，宜身热目疼鼻干不得卧矣。而头项痛，腰脊强，又何故欤？岐伯曰：此巨阳之余邪未散也。雷公曰：太阳之邪未散，宜不入阳明矣。岐伯曰：二日则阳明受之矣。因邪留恋太阳，未全入阳明，故头项尚痛，腰脊尚强，非二日阳明之邪全不受也。雷公曰：三日少阳受之，宜胸胁痛耳聋矣，邪宜出阳明矣。既不入少阳，而头项腰脊之痛与强，仍未除者，又何故欤？岐伯曰：此邪不欲传少阳，转回于太阳也。雷公曰：邪传少阳矣，宜传入于三阴之经，何以三日之后太阳之症仍未除也？岐伯曰：阳经善变，且太阳之邪与各经之邪不同，各经之邪循经而入，太阳之邪出入自如，有入有不尽入也。惟不尽入，故虽六七日而其症未除耳，甚至七日之后，犹然头项痛，腰脊强，此太阳之邪乃原留之邪，非从厥阴复出而传之足太阳也。雷公曰：四日太阴受之，腹满嗌干，五日少阴受之，口干舌燥，六日厥阴受之，烦满囊缩，亦有不尽验者，何也？岐伯曰：阴经不变，不变而变者，邪过盛也。雷公曰：然则三阳三阴之经皆善变也，变则不可以日数拘矣。岐伯曰：日数者，言其常也，公问者，言其变也，变而不失其常，则变则可生，否则死矣。雷公曰：两感于寒者变乎？岐伯曰：两感者，越经之传也，非变也。

陈士铎曰：伤寒之文，世人不知读此论，人能悟否。无奈治伤寒者，不能悟也。

伤寒同异篇

雷公问于岐伯曰：伤寒之病多矣，可悉言之乎？岐伯曰：伤寒有六，非冬伤于寒者，举不得谓伤寒也。雷公曰：请言其异。岐伯曰：有中风，有中暑，有中热，有中寒，有中湿，有中疫，其病皆与伤寒异。伤寒者，冬月感寒邪，入营卫，由腑而传于脏也。雷公曰：暑热之症感于夏，不感于三时，似非伤寒矣，风寒湿疫多感于冬日也，何以非伤寒乎？岐伯曰：百病皆起于风，四时之风，每直中于脏腑，非若传经之寒，由浅而深入也。寒之中人，自在严寒，不由营卫直入脏腑，是不从皮肤渐进，非传经之伤寒也。水王于冬，而冬日之湿反不深入，以冬令收藏也，他时则易感矣。疫来无方，四时均能中疫，而冬疫常少，二症俱不传经，皆非伤寒也。雷公曰：寒热之不同也，何热病亦谓之伤寒乎？岐伯曰：寒感于冬，则寒必变热，热变于冬，则热即为寒。故三时之热病，不可谓寒，冬日之热病，不可谓热，是以三时之热病不传经，冬日之热病必传经也。雷公曰：热病传经，乃伤寒之类也，非正伤寒也。何天师著《素问》有热病传经之文，而伤寒反无之，何也？岐伯曰：类宜辩而正不必辩也，知类即知正矣。雷公曰：善。

陈士铎曰：传寒必传经，断在严寒之时，非冬日伤寒，举不可谓伤寒也。辨得明，说得出。

风寒殊异篇

风后问于岐伯曰：冬伤于寒与春伤于寒，有异乎？岐伯曰：春伤于寒者，风也，非寒也。风后曰：风即寒也，何异乎？岐伯曰：冬日之风则寒，春日之风则温。寒伤深，温伤浅。伤深者入少阳而传里，伤浅者入少阳而出表，故异也。风后曰：传经乎？岐伯曰：伤冬日之风则传，伤春日之风则不传也。风后曰：其不传何也？岐伯曰：伤浅者，伤在皮毛也。皮毛属肺，故肺受之，不若伤深者，入于营卫也。风后曰：春伤于风，头痛鼻塞，身亦发热，与冬伤于寒者何无异也。岐伯曰：风入于肺，鼻为之不利，以鼻主肺也。肺既受邪，肺气不宣，失清肃之令，必移邪而入于太阳矣。膀胱畏邪，坚闭其经，水道失行，水不下泄，火乃炎上，头即痛矣。夫头乃阳之首也，既为邪火所据，则一身之真气皆与邪争，而身乃热矣。风后曰：肺为胃之子，肺受邪，宜胃来援，何以邪入肺而恶热口渴之症生，岂生肺者转来刑肺乎？岐伯曰：胃为肺之母，见肺子之寒，必以热救之。夫胃之热，心火生之也，胃得心火之生，则胃土过旺，然助胃必克肺矣，火能刑金，故因益而反损也。风后曰：呕吐者何也？岐伯曰：此风伤于太阴也。风在地中，土必震动，水泉上溢则呕吐矣。散风而土自安也。风后曰：风邪入太阳头痛，何以有痛不痛之殊也。岐伯曰：肺不移风于太阳则不痛耳。风后曰：风不入于太阳，头即不痛乎？岐伯曰：肺通于鼻，鼻通于脑，风入于肺，自能引风入脑而作头痛。肺气旺，则风入于肺而不上走于脑，故不痛也。风后曰：春伤于风，往来寒热，热结于里，何也？岐伯曰：冬寒入于太阳，久则变寒；春风入于太阳，久则变热。寒则动，传于脏；热则静，结于腑。寒在脏，则阴与阳战而发热，热在腑，则阳与阴战而发寒，随脏腑之衰旺，分寒热之往来也。风后曰：伤风自汗何也？岐伯曰：伤寒之邪，寒邪也；伤风之邪，风邪也。寒邪入胃，胃恶寒而变热；风邪入胃，胃喜风而变温，温则不大热也。得风以扬之，火必外泄，故汗出矣。风后曰：春伤于风，下血谵语，一似冬伤于寒之病，何也？岐伯曰：此热入血室，非狂也。伤于寒者，热自入于血室之中，其热重；伤于风者，风祛热入于血室之内，其热轻也。风后曰：谵语而潮热者何也？岐伯曰：其脉必滑者也。风后曰：何也？岐伯曰：风邪入胃，胃中无痰，则发大热，而谵语之声高；胃中有痰，则发潮热而谵语之声低。潮热发谵语，此痰也，滑者痰之应也。风后曰：春伤于风，发厥，心下悸，何也？岐伯曰：伤于寒者邪下行，伤于风者邪上冲也。寒乃阴邪，阴则走下；风乃阳邪，阳则升上。治寒邪先定厥，后定悸；治风邪先定悸，后定厥，不可误也。风后曰：伤于风而发热，如见鬼者，非狂乎？岐伯曰：狂乃实邪，此乃虚邪也。实邪从太阳来也，邪炽而难遏；虚邪从少阴来也，邪旺而将衰。实邪，火逼心君而外出，神不守于心也；虚邪，火引肝魂而外游，魄不守于肺也。风后曰：何论之神乎！吾无测师矣。

陈士铎曰：风与寒殊，故论亦殊，人当细观之。

阴寒格阳篇

盘盂问于岐伯曰：大小便闭结不通，饮食辄吐，面赭唇焦，饮水亦呕，脉又沉伏，此何症也？岐伯曰：肾虚寒盛，阴格阳也。盘盂曰：阴何以格阳乎？岐伯曰：肾少阴经也，恶寒喜温。肾寒则阳无所附，升而不降矣。盘盂曰：其故何也？岐伯曰：肾中有水火存焉，火藏水中，水生火内，两相根而两相制也，邪入则水火相离而病生矣。盘盂曰：何邪而使之离乎？岐伯曰：寒热之邪皆能离之，而寒邪为甚。寒感之轻，则肾中之虚阳上浮，不至格拒之至也。寒邪太盛，拒绝过坚，阳杜阴而力衰，阴格阳而气旺，阳不敢居于下焦，冲逆于上焦矣。上焦冲逆，水谷入喉，安能下入于胃乎。盘盂曰：何以治之？岐伯曰：以热治之。盘盂曰：阳宜阴折，热宜寒折，今阳在上而作热，不用寒反用热，不治阴反治阳，岂别有义乎？岐伯曰：上热者，下逼之使热也。阳升者，阴祛之使升也。故上热者下正寒也，以阴寒折之转害之矣，故不若以阳热之品，顺其性而从治之，则阳回而阴且交散也。盘盂曰：善。

陈士铎曰：阴胜必须阳折，阳胜必须阴折，皆从治之法也。

春温似疫篇

风后问于岐伯曰：春日之疫，非感风邪成之乎？岐伯曰：疫非独风也。春日之疫，非风而何。风后曰：然则春温即春疫乎？岐伯曰：春疫非春温也。春温有方而春疫无方也。风后曰：春疫无方，何其疾之一似春温也？岐伯曰：春温有方，而时气乱之，则有方者变而无方，故与疫气正相同也。风后曰：同中有异乎？岐伯曰：疫气热中藏杀，时气热中藏生。风后曰：热中藏生，何多死亡乎？岐伯曰：时气者，不正之气也。脏腑闻正气而阴阳和，闻邪气而阴阳乱，不正之气即邪气也。故闻之而辄病，转相传染也。风后曰：闻邪气而不病者，又何故欤？岐伯曰：脏腑自和，邪不得而乱之也。春温传染，亦脏腑之虚也。风后曰：脏腑实而邪远，脏腑空而邪中，不洵然乎。

陈士铎曰：温似疫症，不可谓温即是疫，辨得明爽。

外经微言九卷

补泻阴阳篇

雷公问于岐伯曰：人身阴阳，分于气血，《内经》详之矣，请问其余。岐伯曰：气血之要，在气血有余不足而已。气有余则阳旺阴消，血不足则阴旺阳消。雷公曰：治之奈何？岐伯曰：阳旺阴消者，当补其血；阴旺阳消者，当补其气。阳旺阴消者，宜泻其气；阴旺阳消者，宜泻其血。无不足，无有余，则阴阳平矣。雷公曰：补血则阴旺阳消，不必再泻其气；补气则阳旺阴消，不必重泻其血也。岐伯曰：补血以生阴者，言其常补阴也；泻气以益阴者，言其暂泻阳也。补气以助阳者，言其常补阳也；泻血以救阳者，言其暂泻阴也。故新病可泻，久病不可轻泻也。久病宜补，新病不可纯补也。雷公曰：治血必当理气乎？岐伯曰：治气亦宜理血也。气无形，血有形，无形生有形者，变也，有形生无形者，常也。雷公曰：何谓也？岐伯曰：变治急，常治缓。势急不可缓，亟补气以生血；势缓不可急，徐补血以生气。雷公曰：其故何也？岐伯曰：气血两相生长，非气能生血，血不能生气也。第气生血者其效速，血生气者其功迟。宜急而亟者，治失血之骤也；宜缓而徐者，治失血之后也。气生血，则血得气而安，无忧其沸腾也；血生气，则气得血而润，无虞其干燥也。苟血失补血，则气且脱矣；血安补气，则血反动矣。雷公曰：善。

陈士铎曰：气血俱可补也，当于补中寻其原，不可一味呆补为妙。

善养篇

　　雷公问于岐伯曰：春三月，谓之发陈；夏三月，谓之蕃秀；秋三月，谓之容平；冬三月，谓之闭藏。天师详载《四气调神大论》中，然调四时则病不生，不调四时则病必作。所谓调四时者，调阴阳之时令乎？抑调人身阴阳之气乎？愿晰言之。岐伯曰：明乎哉问也！调阴阳之气在人不在时也。春三月，调木气也，调木气者，顺肝气也。夏三月，调火气也，调火气者，顺心气也。秋三月，调金气也，调金气者，顺肺气也。冬三月，调水气也，调水气者，顺肾气也。肝气不顺，逆春气矣，少阳之病应之。心气不顺，逆夏气矣，太阳之病应之。肺气不顺，逆秋气矣，太阴之病应之。肾气不顺逆冬气矣，少阴之病应之。四时之气可不调乎。调之实难，以阴阳之气不易调也，故人多病耳。雷公曰：人既病矣，何法疗之？岐伯曰：人以胃气为本，四时失调，致生疾病，仍调其胃气而已。胃调脾自调矣，脾调而肝心肺肾无不顺矣。雷公曰：先时以养阴阳，又何可不讲乎？岐伯曰：阳根于阴，阴根于阳。养阳则取之阴也，养阴则取之阳也。以阳养阴，以阴养阳，贵养之于豫也，何邪能干乎。闭目塞兑，内观心肾，养阳则漱津送入心也，养阴则漱津送入肾也，无他异法也。雷公曰：善。天老问曰：阴阳不违背而人无病，养阳养阴之法，止调心肾乎？岐伯曰：《内经》一书，皆养阳养阴之法也。天老曰：阴阳之变迁不常，养阴养阳之法，又乌可执哉？岐伯曰：公言何善乎。奇恒之病，必用奇恒之法疗之。豫调心肾，养阴阳于无病时也。然而病急不可缓，病缓不可急，亦视病如何耳。故不宜汗而不汗，所以养阳也；宜汗而急汗之，亦所以养阳也。不宜下而不下，所以养阴也；宜下而大下之，亦所以养阴也。岂养阳养阴，专尚补而不尚攻乎？用攻于补之中，正善于攻也；用补于攻之内，正善于补也。攻补兼施，养阳而不损于阴，养阴而不损于阳，庶几善于养阴阳者乎。天老曰：善。

陈士铎曰：善养一篇，俱非泛然之论，不可轻用攻补也。

亡阳亡阴篇

鸟师问岐伯曰：人汗出不已，皆亡阳也？岐伯曰：汗出不已，非尽亡阳也。鸟师曰：汗症未有非热也，热病即阳病矣，天师谓非阳何也？岐伯曰：热极则阳气难固，故汗泄亡阳。溺属阴，汗属阳，阳之外泄，非亡阳而何？谓非尽亡阳者，以阳根于阴也。阳之外泄，由于阴之不守也。阴守其职，则阳根于阴，阳不能外泄也。阴失其职，则阴欲自顾不能，又何能摄阳气之散亡乎？故阳亡本于阴之先亡也。鸟帅曰：阴亡则阴且先脱，何待阳亡而死乎？岐伯曰：阴阳相根，无寸晷之离也。阴亡而阳随之即亡，故阳亡即阴亡也，何分先后乎？鸟师曰：阴阳同亡，宜阴阳之共救矣，乃救阳则汗收而可生，救阴则汗止而难活，又何故乎？岐伯曰：阴生阳则缓，阳生阴则速。救阴而阳之绝不能遽回，救阳而阴之绝可以骤复，故救阴不若救阳也。虽然，阴阳何可离也。救阳之中附以救阴之法，则阳回而阴亦自复也。

鸟师曰：阴阳之亡，非旦夕之故也，曷不于未亡之前先治之？岐大师曰：大哉言乎！亡阴亡阳之症，皆肾中水火之虚也。阳虚，补火以生水，阴虚，补水以制火，可免两亡矣。鸟师曰：善。

陈士铎曰：阴阳之亡，由于阴阳之两不可守也。阳摄于阴，阴摄于阳，本于水火之虚，虚则亡，又何疑哉。

昼夜轻重篇

雷公问于岐伯曰：昼夜可辨病之轻重乎？岐伯曰：病有重轻，宜从昼夜辨之。雷公曰：辨之维何？岐伯曰：阳病昼重，阴病昼轻；阳病夜轻，阴病夜重。雷公曰：何谓也？岐伯曰：昼重夜轻，阳气旺于昼，衰于夜也；昼轻夜重，阴气旺于夜，衰于昼也。雷公曰：阳病昼轻，阴病夜轻，何故乎？岐伯曰：此阴阳之气虚也。雷公曰：请显言之。岐伯曰：阳病昼重夜轻，此阳气与病气交旺，阳气未衰也，正与邪斗，尚有力也，故昼反重耳。夜则阳衰矣，阳衰不与邪斗，邪亦不与正斗，故夜反轻耳。阴病昼轻夜重，此阴气与病气交旺，阴气未衰也，正与邪争，尚有力也，故夜反重耳。昼则阴衰矣，阴衰不敢与邪争，邪亦不与阴争，故昼反轻耳。雷公曰：邪既不与正相战，宜邪之退舍矣，病犹不瘥，何也？岐伯曰：重乃真重，轻乃假轻。假轻者，视之轻而实重，邪且重入矣，乌可退哉。且轻重无常，或昼重夜亦重，或昼轻夜亦轻，或时重时轻，此阴阳之无定，昼夜之难拘也。雷公曰：然则何以施疗乎？岐伯曰：昼重夜轻者，助阳气以祛邪；昼轻夜重者，助阴气以祛邪，皆不可专祛其邪也。昼夜俱重，昼夜俱轻，与时重时轻，峻于补阴，佐以补阳，又不可泥于补阳而专于祛邪也。

陈士铎曰：昼夜之间，轻重自别。

解阳解阴篇

奢龙问于岐伯曰：阳病解于戌，阴病解于寅，何也？岐伯曰：阳病解于戌者，解于阴也；阴病解于寅者，解于阳也。然解于戌者，不始于戌；解于寅者，不始于寅。不始于戌者，由寅始之也；不始于寅者，由亥始之也。解于戌而始于寅，非解于阴乃解于阳也。解于寅而始于亥，非解于阳乃解于阴也。奢龙曰：阳解于阳，阴解于阴，其义何也？岐伯曰：十二经均有气王之时，气王则解也。奢龙曰：十二经之王气，可得闻乎？岐伯曰：少阳之气，王寅卯辰；太阳之气，王巳午未；阳明之气，王申酉戌；太阴之气，王亥子丑；少阴之气，王子丑寅；厥阴之气，王丑寅卯也。奢龙曰：少阴之王何与各经殊乎？岐伯曰：少阴者，肾水也。水中藏火，火者阳也。子时一阳生，丑时二阳生，寅时三阳生，阳进则阴退，故阴病遇子丑寅而解者，解于阳也。奢龙曰：少阴解于阳，非解于阴矣。岐伯曰：天一生水，子时水生，即是王地，故少阴遇子而渐解也。奢龙曰：少阳之解，始于寅卯，少阴、厥阴之解，终于寅卯，又何也？岐伯曰：寅为生人之首，卯为天地门户，始于寅卯者，阳得初之气也，终于寅卯者，阴得终之气也。奢龙曰：三阳之时王，各王三时，三阴之时王，连王三时，又何也？岐伯曰：阳行健，其道长，故各王其时；阴行钝，其道促，故连王其时也。奢龙曰：阳病解于夜半，阴病解于日中，岂阳解于阳，阴解于阴乎？岐伯曰：夜半以前者，阴也；夜半以后者，阳也；日中以后者，阴也；日中以前者，阳也。阳病必于阳王之时先现解之机，至夜半而尽解也。阴病必于阴王之时先现解之兆，至日中而尽解也。虽阳解于阳，实阳得阴之气也；虽阴解于阴，实阴得阳之气也。此阳根阴，阴根阳之义耳。奢龙曰：善。

陈士铎曰：阳解于阴，阴解于阳，自有至义，非泛说也。

真假疑似篇

雷公问曰：病有真假，公言之矣。真中之假，假中之真，未言也。岐伯曰：寒热虚实尽之。雷公曰：寒热若何？岐伯曰：寒乃假寒，热乃真热。内热之极，外现假寒之象，此心火之亢也。火极似水，治以寒则解矣。热乃假热，寒乃真寒，下寒之至，上发假热之形，此肾火之微也。水极似火，治以热则解矣。雷公曰：虚实若何？岐伯曰：虚乃真虚，实乃假实，清肃之令不行，饮食难化，上越中满，此脾胃假实，肺气真虚也，补虚则实消矣。实乃真实，虚乃假虚，疏泄之气不通，风邪相侵，外发寒热，此肺气假虚，肝气真实也，治实则虚失矣。雷公曰：尽此乎？岐伯曰：未也。有时实时虚，时寒时热，状真非真，状假非假，此阴阳之变，水火之绝也。雷公曰：然则，何以治之？岐伯曰：治之早则生，治之迟则死。雷公曰：将何法早治之？岐伯曰：救胃肾之气，则绝者不绝，变者不变也。雷公曰：水火各有其假，而火尤难辨，奈何。岐伯曰：真火每现假寒，假火每现真热，然辨之有法也。真热者，阳症也。真热现假寒者，阳症似阴也，此外寒内热耳。真寒者，阴症也。真寒现假热者，阴症似阳也，此外热内寒耳。雷公曰：外寒内热，外热内寒，水火终何以辨之？岐伯曰：外寒内热者，真水之亏，邪气之胜也；外热内寒者，真火之亏，正气之虚也。真水真火，肾中水火也。肾火得肾水以相资，则火为真火，热为真热；肾火离肾水以相制，则火为假火，热成假热矣。辨真辨假，以外水试之，真热得水则解，假热得水则逆也。雷公曰：治法若何？岐伯曰：补其水则假火自解矣。雷公曰：假热之症，用热剂而瘥者何也？岐伯曰：肾中之火，喜阴水相济，亦喜阴火相引，滋其水矣。用火引之，则假火易藏，非舍水竟用火也。雷公曰：请言治火之法。岐伯曰：补真水则真火亦解也。虽然，治火又不可纯补水也。祛热于补水之中，则假破真现矣。雷公曰：善。

陈士铎曰：不悟真，何知假；不悟假，何知真，真假之间，亦水火之分也。识破水火之真假，则真假何难辨哉。

从逆窥源篇

应龙问曰：病有真假，症有从逆，予知之矣，但何以辨其真假也？岐伯曰：寒热之症，气顺者多真，气逆者多假。凡气逆者，皆假寒假热也。知其假，无难治真矣。应龙曰：请问气逆者，何症也？岐伯曰：真阴之虚也。应龙曰：真阴之虚，何遂成气逆乎？岐伯曰：真阴者，肾水也。肾水之中有火存焉，火得水而伏，火失水而飞。凡气逆之症，皆阴水不能制阴火也。应龙曰：予闻阴阳则两相配也，未闻阴与阴而亦合也。岐伯曰：人身之火不同，有阴火阳火，阳火得阴水而制者，阴阳之顺也，阴火得阴水而伏者，阴阳之逆也。应龙曰：阴阳逆矣，何以伏之？岐伯曰：此五行之颠倒也。逆而伏者，正顺而制之也。应龙曰：此则龙之所不识也。岐伯曰：肾有两歧，水火藏其内，无火而水不生，无水而火不长，不可离也。火在水中，故称阴火。其实水火自分阴阳也。应龙曰：阴火善逆，阴水亦易逆，何故？岐伯曰：此正显水火之不可离也。火离水而逆，水离火而亦逆也。应龙曰：水火相离者，又何故欤？岐伯曰：人节欲少而纵恣多，过泄其精，则阴水亏矣。水亏则火旺，水不能制火，而火逆矣。应龙曰：泄精损水，宜火旺不宜火衰也，何火有时而寒乎？岐伯曰：火在水中，水泄而火亦泄也。泄久则阴火亏矣，火亏则水寒，火不能生水而水逆也。故治气逆者，皆以补肾为主。水亏致火逆者，补肾则逆气自安。火亏致水逆者，补肾而逆气亦安。应龙曰：不足宜补，有余宜泻，亦其常也，何治肾之水火，不尚泻尚补乎？岐伯曰：肾中水火，各脏腑之所取资也，故可补不可泻，而水尤不可泻也。各脏腑有火无水，皆肾水滋之，一泻水则各脏腑立槁矣。气逆之症，虽有水火之分，而水亏者多也。故水亏者补水，而火亏者亦必补水，盖水旺则火衰，水生则火长也。应龙曰：补水而火不衰，补水而火不长，又奈何？岐伯曰：补水以衰火者，益水之药宜重；补水以长火者，益水之药宜轻也。应龙曰：善。

陈士铎曰：人身之逆，全在肾水之不足，故补逆必须补水，水足而逆者不逆也。

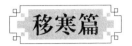

应龙问曰：肾移寒于脾，脾移寒于肝，肝移寒于心，心移寒于肺，肺移寒于肾，此五脏之移寒也。脾移热于肝，肝移热于心，心移热于肺，肺移热于肾，肾移热于脾，此五脏之移热也。五脏有寒热之移，六腑有移热，无移寒，何也？岐伯曰：五脏之五行正也，六腑之五行副也。五脏受邪，独当其胜，六腑受邪，分受其殃。且脏腑之病，热居什之八，寒居什之二也。寒易回阳，热难生阴，故热非一传而可止，脏传未已，又传诸腑，腑又相传。寒则得温而解，在脏有不再传者，脏不遍传，何至再传于腑乎？此六腑所以无移寒之证也。应龙曰：寒不移于腑，独不移于脏乎？岐伯曰：寒入于腑而传于腑，甚则传于脏，此邪之自传也，非移寒之谓也。应龙曰：移之义若何？岐伯曰：本经受寒，虚不能受，移之于他脏腑，此邪不欲去而去之，嫁其祸也。应龙曰：善。

陈士铎曰：六腑有移热而无移寒，以寒之不移也。独说得妙，非无徵之文。

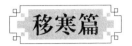寒热舒肝篇

雷公问曰：病有寒热，皆成于外邪乎？岐伯曰：寒热不尽由于外邪也。雷公曰：斯何故欤？岐伯曰：其故在肝。肝喜疏泄，不喜闭藏。肝气郁而不宣，则胆气亦随之而郁，胆木气郁，何以生心火乎？故心之气亦郁也。心气郁则火不遂其炎上之性，何以生脾胃之

土乎？土无火养则土为寒土，无发生之气矣。肺金无土气之生，则其金不刚，安有清肃之气乎。木寡于畏，反克脾胃之土，土欲发舒而不能，土木相刑，彼此相角，作寒作热之病成矣。正未尝有外邪之干，乃五脏之郁气自病。徒攻其寒而热益盛，徒解其热而寒益猛也。雷公曰：合五脏以治之，何如？岐伯曰：舒肝木之郁，诸郁尽舒矣。

陈士铎曰：五郁发寒热，不止木郁也。而解郁之法，独责于木，以木郁解而金土水火之郁尽解，故解五郁，惟尚解木郁也，不必逐经解之。

嘉庆贰拾年　静乐堂书